甲状腺ホルモン不応症 *RTHβ*

診療の手引き

編集　日本甲状腺学会

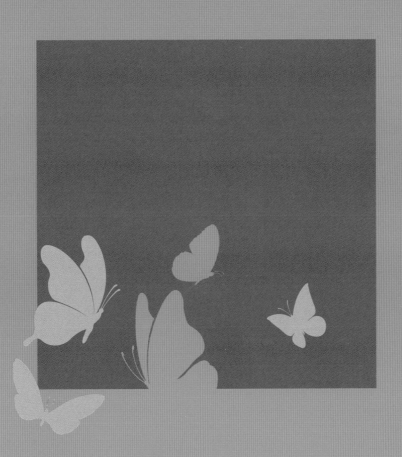

南江堂

執筆者一覧

[1] 作成委員（50音順）

石井角保	群馬大学大学院 医学系研究科 応用生理学分野
鬼形和道	島根大学医学部附属病院 卒後臨床研修センター
佐々木茂和	浜松医科大学 内科学第2講座 内分泌代謝内科
高松順太	高松内科クリニック
田上哲也	国立病院機構 京都医療センター 内分泌・代謝内科
武田京子	医療法人社団天宣会 汐留健診クリニック
谷山松雄	四谷甲状腺クリニック／昭和大学藤が丘病院 糖尿病・代謝・内分泌内科
西原永潤	医療法人神甲会 隈病院 内科
林　良敬	名古屋大学環境医学研究所 内分泌代謝分野
菱沼　昭	菱沼クリニック
深田修司	医療法人神甲会 隈病院 内科
村田善晴	医療法人義興会 可知記念病院 内科
山田正信[※]	群馬大学大学院 医学系研究科 内分泌代謝内科学　　　　　　　　　（※：責任者）

パブリックコメント：日本甲状腺学会のウェブサイトに原案を掲載し，学会員より集積した．

[2] 診療ガイドライン作成方法専門家

大田えりか	聖路加国際大学大学院 看護学研究科 国際看護学

[3] 事務局

石井角保	群馬大学大学院 医学系研究科 応用生理学分野

刊行にあたって

　このたび，単行本という形で，日本甲状腺学会 臨床重要課題の一つ「甲状腺ホルモン不応症」の診療の手引きが刊行されることになり，お慶びを申し上げます．班長の山田正信先生および石井角保先生ほかの班員の皆様に感謝申し上げます．

　日本甲状腺学会は，前 山田正信理事長の時代に一般社団法人となり，やっと一人立ちできるようになりました．その後2年間理事長を務めます私の使命は，日本甲状腺学会の基盤を確かなものにすることと考えています．本学会はまだ日本医学会に加盟できていない状態ですが，その加盟条件の一つに社会貢献，政策提言の項目があります．当臨床重要課題のテーマである甲状腺ホルモン不応症はすでに厚生労働省の指定難病とされ，さらにその遺伝子診断は保険適用となっています．また，本書にあります，診療の手引きは甲状腺専門医のみならず甲状腺疾患を診る機会のある一般医のバイブルになると思われます．その意味で，当臨床重要課題の成果を公表することは画期的なことと考えます．本書が，広く甲状腺専門医や一般医の診断・治療の指針になることを期待しています．

　最後ではありますが，本書刊行の労をとっていただきました株式会社南江堂のスタッフに感謝申し上げます．

2023年4月

日本甲状腺学会 理事長

菱沼　昭

序　文

　このたび，本書「甲状腺ホルモン不応症診療の手引き」が日本甲状腺学会の臨床重要課題の「甲状腺ホルモン不応症診断基準」作成班より発刊されました．この臨床重要課題班は，前委員長の森昌朋先生や村田善晴先生らを中心とした委員会として結成され，まず2014年に甲状腺ホルモン不応症（resistance to thyroid hormone：RTH）の診断基準の作成を行いました．その際バセドウ病と間違われて治療されている症例も多いため，最初に真の不適切TSH分泌症候群（syndrome of inappropriate secretion of thyroid-stimulating hormone：SITSH）を見極めて，甲状腺ホルモン受容体βの遺伝子診断を行うアルゴリズムが作成されました．この間2015年（平成27年）1月には厚生労働省から，「ホルモン受容機構異常に関する調査研究班」での活動もあり，この診断基準が認められ，甲状腺疾患でははじめての指定難病に認定され，公費負担の対象になりました．さらに2020年（令和2年）4月1日からは，甲状腺ホルモン受容体βの遺伝子診断が保険適用になっています．この指定難病への過程も本書の前半で紹介しております．

　その後，専門医の先生方，かかりつけ医の先生方を問わず，実際の症例をどのように治療したほうがよいかという疑問の声も多く，治療の手引きを作成することとなりました．当初はすべてをMindsやGRADEによる作成法に準拠し，RCTなどを中心としたシステマティックレビューでCQ案に答える構想でしたが，始めてみるとほとんどエビデンスがないことに気づき，多くをBCQ（Background Clinical Question）やコラムという，オピニオンリーダーからの意見という形式にしました．その後，日本甲状腺学会の学会員の方々にパブリックコメントをいただき現在のような最終稿になりました．

　RTHは，甲状腺ホルモン受容体β遺伝子異常症（RTHβ）の典型例ばかりでなく，最近ではその他の遺伝子異常による甲状腺ホルモン感受性低下症候群（reduced sensitivity to thyroid hormone）としてその概念も広がっています．さらに，今後は我が国における前向き試験によりRTHβの自然史や最良の治療法が確立されることを期待しております．

　本書が，専門医の先生方ばかりでなく，かかりつけ医の先生方のRTHの診断や治療の一助になれば幸甚です．

2023年4月

日本甲状腺学会 臨床重要課題
「甲状腺ホルモン不応症診断基準」班 委員長
山田正信

「甲状腺ホルモン不応症（RTHβ）診療の手引き」作成経緯と基本方針

1. 目　的

RTHβの治療に携わる方々に最新のエビデンスに基づいた具体的治療方針を提供すること．

2. 対　象

RTHβに携わる医療従事者．

3. 作成過程

指定難病制度の開始に伴い，診断基準および重症度分類を策定した．さらに治療の手引きの策定にあたり，EBM普及推進事業Mindsにより2020年に発行されたMinds診療ガイドライン作成マニュアルを参考とした．形式はMindsが推奨するClinical Questionを採用した．臨床重要課題を4項目選択し，Foreground Clinical Question（FCQ）として作成した．教科書的な内容はBackground Clinical Question（BCQ）として取り扱い，5項目を選定した．また，我が国で保険適用外または未承認であるが研究的に使用が検討された製剤について，コラムとして4項目を取り扱った．FCQ，BCQおよびコラムの各項目の作成は診療ガイドライン作成委員が行った．いずれの項目についても，遺伝子検査を行ってRTHβの診断が確定している症例を扱った文献のみを採用した．なお，本書では混乱を避けるため，狭義の甲状腺癌，悪性リンパ腫などを含む広義の甲状腺がんは，すべて「甲状腺がん」と表記した．

a. FCQの作成

使用したデータベースはPubMed，Cochrane library，医学中央雑誌である．Keywordの作成はPICO（Patient, Intervention, Comparison, Outcomes）形式で行い，FCQごとに日本語と英語でKeywordを作成した．検索式の作成と文献検索は日本医学図書館協会に依頼した．論文の検索期間は1968年から2017年で検索日は2018年3月7日である．その後に発表された論文など，必要に応じてハンドサーチを行った．

1）システマティックレビュー
①論文の一次スクリーニング
FCQごとに3名の作成委員が独立にタイトルとアブストラクトでスクリーニングした．2名以上が選択した論文を二次スクリーニングに採用した．
②論文の二次スクリーニング
一次スクリーニングで選ばれた論文をフルテキストで適格性を評価し，委員3名中2名以上が選択した論文を採用した．

2）FCQ原稿の作成
FCQとして選ばれた4項目について，作成委員が解説，考慮したアウトカム，エビデンス，文献の要約，推奨案を作成した．randomized control trial（RCT），およびmeta-analysisを重視した．各FCQに対し3名の委員で，「回答」，「解説」，「考慮したアウトカム」，「エビデンス」，「文献の要約」

の作成を行った．その後，作成委員全員で内容の吟味を行った後に，推奨グレードとエビデンスレベルの決定および票決を行った．

推奨の強さの記載方法は

①強い ②弱い

とした．

CQに対するエビデンス総体の総括は

A（強）：効果の推定値が推奨を支持する適切さに強く確信がある

B（中）：効果の推定値が推奨を支持する適切さに中程度の確信がある

C（弱）：効果の推定値が推奨を支持する適切さに対する確信は限定的である

D（非常に弱い）：効果の推定値が推奨を支持する適切さにほとんど確信できない

で示した．

b．BCQおよびコラムの作成

使用したデータベースはPubMed，Cochrane library，医学中央雑誌である．Keywordの作成はPICO（Patient，Intervention，Comparison，Outcomes）形式で行い，BCQごとに日本語と英語でKeywordを作成した．検索式の作成と文献検索は日本医学図書館協会に依頼した．論文の検索期間は1968年から2017年で検索日は2018年3月7日である．必要に応じてハンドサーチで論文を収集した．各BCQに対し3名の委員で「回答」，「解説」，「考慮したアウトカム」，「エビデンス」，「文献の要約」の作成を行った．その後，作成委員全員で内容を吟味した．エビデンスに乏しい項目については，国内の診療実態およびエキスパートオピニオンも参考とした．

c．作成経過

診療の手引き策定検討委員会は2014年11月14日以降，17回行った．その間，頻回のオンライン会議を開催した．

4．作成資金

本手引きの作成に要した費用は，厚生労働科学研究費補助金難治性疾患政策研究事業「ホルモン受容機構異常に関する調査研究」，また，臨床重要課題として日本甲状腺学会から支出した．

5．利益相反

日本甲状腺学会「甲状腺ホルモン不応症診療の手引き作成委員会」は，過去3年間の利益相反状況について，以下の基準で各委員（2022年4月時点）より申告を得た．各委員とも全項目において該当する項目はなかった．

＜利益相反事項開示項目＞

該当する場合は具体的な企業名（団体名）を記載．該当しない場合は「該当なし」を記載する．

1．医学系研究に関連する企業・法人組織や営利を目的とした団体（以下，企業・組織や団体という）の役員，顧問職については，1つの企業・組織や団体からの報酬額が年間100万円以上とする．
2．株式の保有については，1つの企業についての1年間の株式による利益（配当，売却額の総和）が100万円以上の場合，あるいは当該株式の5％以上を所有する場合とする．

3. 企業・組織や団体からの特許使用料については，1つの権利使用料が年間100万円以上とする．

4. 企業・組織や団体から，会議の出席（発表）に対し，研究者を拘束した時間・労力に対して支払われた日当（講演料など）については，1つの企業・団体からの年間の講演料が合計50万円以上とする．

5. 企業・組織や団体がパンフレットなどの執筆に対して支払った原稿料については1つの企業・組織や団体からの年間の原稿料が合計50万円以上とする．

6. 企業・組織や団体が提供する研究費については，1つの企業・団体から医学系研究（治験，受託研究費，共同研究費など）に対して支払われた総額が年間100万円以上とする．

7. 企業・組織や団体が提供する奨学（奨励）寄付金については1つの企業・組織や団体から申告者個人または申告者が所属する部局（講座・分野）あるいは研究室の代表者に支払われた総額が年間100万円以上とする．

8. 企業・組織や団体が提供する寄付講座に申告者が所属している場合，寄付金の総額が年間100万円以上とする．

9. 研究とは直接無関係な旅行，贈答品などの提供については1つの企業・組織や団体から年間5万円以上とする．

6. 免責事項

　　本手引きはRTHβの診療に関して，国内外の学術論文などをエビデンスとし，国内の診療実態，およびエキスパートオピニオンを参考として，現時点で標準的と考えられる内容をまとめたものである．それゆえ，診療に従事する担当医は個々の患者の状態および個々の診療施設の状況を十分に考慮して，現実的かつ弾力的に活用する必要があり，本手引きが個別の診療内容を制約するものではない点に十分に留意する必要がある．さらに，担当医は我が国の保険診療制度および国内法規を遵守して医療行為にあたる必要がある．また，本手引きは日本国の法によって解釈される．本手引きに関する一切の著作権は一般社団法人日本甲状腺学会および当甲状腺ホルモン不応症診療の手引き作成委員会委員に帰属する．

目 次

Question/Column回答一覧

FCQ 1　RTHβにおける頻脈に対してβ遮断薬は推奨されるか？

- RCTなどのエビデンスはなく，症例報告にとどまる. ― ―

- 頻脈・動悸・心房細動に対するβ遮断薬の有効性が示された症例報告がある. ― ―

- 頻脈の頻度は高く，加齢により心房細動の頻度は高くなるので，β遮断薬の選択を推奨する. 【推奨の強さ：弱い】 D 100%

FCQ 2　RTHβにおいて抗甲状腺薬の使用は推奨されるか？

- バセドウ病の合併を除き抗甲状腺薬は<u>使用しない</u>ことを推奨する. 【推奨の強さ：弱い】 C 92%

- 小児では，甲状腺中毒症状の緩和や発育不全の回避を目的として，抗甲状腺薬の使用が有効とされた例もある. ただし，長期間の投与は推奨されない. 【推奨なし】 D 92%

FCQ 3　RTHβにおいて甲状腺摘出術は推奨されるか？

- 顕著な甲状腺腫や腫瘍などが合併しない限り，治療法としてのエビデンスがないため，<u>行わない</u>ことを推奨する. 【推奨の強さ：弱い】 D 92%

- 手術による重篤な有害事象の報告はないが，術後の甲状腺ホルモン補充量の調整は容易ではない［☞ BCQ 4,5 を参照］. ― ―

FCQ 4　RTHβにおいて放射性ヨウ素内用療法は推奨されるか？

- 放射性ヨウ素内用療法の有効性を示した報告はなく，むしろ副作用として下垂体腫大が生じるという症例報告が存在するため，<u>行わない</u>ことを推奨する. 【推奨の強さ：弱い】 D 92%

BCQ 1　RTHβ症例が妊娠した際の対処法は？

- RTHβ母体の流産率は高い.

- RTHβ母体の正常児（WT）胎児では，RTHβ児よりも体重が低く，TSHも測定感度以下であった.

- 胎児がRTHβの場合はRTHβ母体の治療をしないのが原則であるが，胎児がWTの場合はRTH母体の血清FT4を基準値上限の150％を超えないようにする慎重さが求められる.

BCQ 2　RTHβに注意欠如多動症を合併した際の対処法は？

- 一般のADHD治療薬の使用報告はないが，対症療法として使用してみる価値はある. ただし，動物実験で，メチルフェニデートはRTHβノックインマウスにおける行動異常に対して効果がなかった.

- RTHβに合併したADHDの治療として，LT3では小規模ながらRCTが行われていて，有効と判定されている. また，LT4，TRIAC，DT4を用いた症例報告がある.

BCQ 3 　RTHβを合併したバセドウ病の治療目標は？

● 甲状腺機能を正常に維持することが治療目標であるが，バセドウ病発症前の甲状腺機能が明らかでない場合，どういう状態をもって甲状腺機能が正常であるのかを判定することは困難である.

BCQ 4 　RTHβに（他の原因による）甲状腺機能低下症を合併した際の治療目標は？

● 他の原因による甲状腺機能低下症発症前の検査値，明らかな甲状腺機能低下症状が存在する場合の症状改善，家系内発症者の検査値をそれぞれ目標とした症例報告が存在する.

● 通常の補充量より大量のLT4が必要になるとする報告が多い.

BCQ 5 　RTHβ症例が甲状腺分化がん術後TSH抑制療法の適応になった際の治療目標は？

● RTHβに甲状腺分化がんを合併し，甲状腺全摘術を施行した症例の論文報告（英文）はわずか11例であり，治療目標を設定できるためのエビデンスに乏しい.

● 全摘後の血中TSHレベルをどの程度に抑制するかの目標レベルはRTHβではない症例に準ずると考えるのが自然であるが，これまでの報告例では，甲状腺全摘術後にTSHを術前のレベルにまで抑制すること自体困難な症例が半数以上を占める. 甲状腺分化がん手術後にTSH抑制療法を行う際，一つの目標となる「TSHを正常下限程度に抑制する」ことが達成できた症例は2例のみであった. なお，このうち1例はLT4単独で抑制できたが，もう1例はLT4に加えTRIACを必要とした.

Column 1 　RTHβにおけるTRIAC使用研究

● 統計的有意差には至っていないが，FT4，TSHが軽減したという報告は少なくない.

● TRβで変異するアミノ酸の違いにより効果が異なる可能性がある.

● 目立つ有害事象の報告はないが，我が国では継続的な入手が困難である.

Column 2 　RTHβにおけるブロモクリプチン製剤使用研究

● 保険適用外であり，エビデンスも不足している.

Column 3 　RTHβにおけるソマトスタチンアナログ製剤使用研究

● オクトレオチド酢酸塩が試験的に使用され，短期的には効果が認められるものの，長期的にはエスケープ現象がみられて効果が消失したとする研究が多い.

● 我が国ではオクトレオチドに長期効果があったとする1例報告があるが，遺伝子検査によるRTHβの確定診断が得られていない.

● 他のソマトスタチンアナログ製剤に関しては今後の検討が必要である.

Column 4 　RTHβにおけるDT4製剤使用研究

● RCTなどのエビデンスはなく，症例報告があるのみである.

第1部　概要と診断

I 甲状腺ホルモン不応症（RTHβ）の概要

疾患概念

　甲状腺ホルモン不応症（resistance to thyroid hormone：RTH）は，甲状腺ホルモン（thyroid hormone：TH）に対する標的臓器の応答性が減弱している家族性症候群として1967年，Refetoffらによってはじめて報告され[1]，レフェトフ症候群とも呼ばれてきた．RTHは，活性型THであるT3（3,3',5-トリヨードサイロニン）の受容体（TR）を介した作用の低下によるものとされている[2]．TRをコードする遺伝子には*TRα*[3]と*TRβ*[4]の二つがあるが，RTH家系の約85%にTRβ遺伝子変異が認められることから，RTHはTRβ異常症と同義とされてきた[5,6]．残りの約15%の家系においては*TRβ*にも*TRα*にも変異が認められないものの[7]，TRβ変異により発症する症例と臨床症状はまったく区別がつかないため，何らかの原因でTRβの機能が障害され発症するものと推察され，このような症例はnonTR-RTHと呼ばれてきた[5]．

　ところで，THがその作用を発揮するためには，①THの細胞内への移送，②TH標的組織におけるサイロキシン（T4）からT3への転換，③T3のTRへの結合を介する標的遺伝子の転写調節の三つのステップが必須となる．このため，これらステップのいずれかが障害された場合，TH作用の減弱につながると考えられる．これを裏づける事実として，2004年，THの細胞内への移送蛋白の一つで，ヒトではニューロンにおけるT3の移送を担うmonocarboxylate transporter 8（MCT8）の変異による遺伝性疾患が報告され[8,9]，さらに翌2005年には，T4からT3への転換障害をもたらすselenocysteine insertion sequence-binding protein 2（SBP2）の変異も発見された[10]．MCT8異常症やSBP2異常症の臨床症状は，それぞれ特徴的で，1967年にRefetoffらが報告した異常症ともまったく異なる．しかし，MCT8異常症やSBP2異常症の臨床症状の背景に甲状腺ホルモンに対する標的臓器の応答性減弱が関与していることに違いはない．そういった意味では，これらの遺伝的異常症が，RTHの定義である「THに対する標的臓器の応答性が減弱している家族性症候群」に当てはまることも事実である．しかしながら，nonTR-RTHも含めRTH＝TRβ機能異常症という概念は15年以上も定着してきたため，RTHは「T3のTRへの結合を介する標的遺伝子の転写調節機構の異常」とし，MCT8異常症は「THの細胞内移送異常」に，そしてSBP2異常症は「TH代謝異常」に分類し，Refetoffらはこれら疾患をすべてまとめて「TH感受性低下症候群［reduced sensitivity to TH（RSTH）］」と命名することを提案した[5]．一方，2012年，「なぜTRα遺伝子に変異をもつ疾患は発見されないのか，また変異を伴う症例はどのような臨床症状を呈するのか」というこれまでの長年の疑問に直接回答を与える，TRα遺伝子に変異を有する症例と家系が相次いで報告された[11,12]．その臨床症状は，低身長，骨の発達遅延など，先天性甲状腺機能低下症（クレチン症）に合致したものであったが，甲状腺機能検査ではFT4はわずかに低下しているものの，FT3はわずかに上昇し，甲状腺刺激ホルモン（thyroid-stimulating hormone：TSH）は正常であった．したがって，TRβ異常症に共通して認められる「FT4，FT3が上昇しているもののTSHは抑制されていないという，いわゆる不適切TSH分泌症候群（syndrome of inappropriate secretion of TSH：SITSH）の所見はまったく認められなかった．その後も，TRαに変異を有する症例は次々と報告されてき

たが，SITSHを呈する症例は1例もなかったことから，TRα変異は，T3によるTRHやTSHのネガティブフィードバックには異常をきたさないことが明らかとなった．なお，「なぜTRα変異を伴う症例とTRβ変異によるRTHとでは病状がまったく異なるか？」については，「遺伝形式」の項で後述する．このTRαに変異をもつ症例の発見を受けて，RTHという命名法が議論された．その結果，これまでTRβの変異の有無にかかわらず先天的にSITSHという表現型を"RTH"としてきたが，今後は，このような表現型をもちTRβに変異が同定された症例については"RTHβ"と表記し，近年新たに発見されたTRαに変異を有し独特な表現型を呈する症例は"RTHα"と表記することが提唱された[13]．

2008年「甲状腺ホルモン不応症の診断基準の作成」が日本甲状腺学会より臨床重要課題として取り上げられ，その結果立ち上げられた委員会が診断基準作成を目指す甲状腺ホルモン不応症は「T3の作用機構上の何らかの異常により組織の甲状腺ホルモンに対する反応性が減弱し，SITSHを示す症候群」であり，新たに提唱された命名法においてはRTHβにほかならない．このため，本書の表題となっている「甲状腺ホルモン不応症診療の手引き」は「RTHβ診療の手引き」として差し支えない．したがって，当委員会が学会ホームページなどで，単に"RTH"と略記されてきた甲状腺ホルモン不応症は，今後RTHβと表記することとし，本書でもそれに従うこととした．

発症頻度

4万人の出生に1人とされている．この数字は大規模な新生児スクリーニングにより得られたものではなく，下記で述べる比較的小規模な二つの調査研究から類推されたものである．この「類推にとどまっている」理由としては，甲状腺機能低下症に対する新生児スクリーニングが，我が国を含めた多くの国で血中TSHを指標としていることがあげられる．前項で述べたように，RTHβに共通する異常所見はSITSHであり，この場合，FT4は原発性甲状腺機能低下症を合併する症例を除いてはすべて上昇するものの，多くの症例ではTSHは正常範囲内にとどまる．このため，TSHだけを指標としたスクリーニングでは多くの場合，RTHβは検出されず，RTHβの発症頻度を知るには，TSHとFT4（またはtotal T4）を同時に測定する必要がある．この条件を満たした調査研究の一つが米国オレゴン州で行われた80,884人の新生児を対象とした調査であり，その結果，2例がRTHβと診断された[14]．もう一つは，北海道で行われた研究で，前述の調査研究とほぼ同じ規模の83,232人を対象にしている．そして，オレゴン州での調査研究と同様，2例のRTHβが診断された[15]．RTHβは致死的な疾患ではなく，生命予後にも大きく影響を及ぼすことは考えられないため，この「4万人の出生に1人」という数字から，我が国には約3,000人のRTHβ症例が存在するものと思われる．しかしながら，全世界でこれまでに報告されたRTHβが3,000例を超えるにすぎないことから[6]，我が国を含めた多くの国でRTHβと診断された症例はごく一部にすぎないと考えられる．なお，RTHβの発症頻度に人種間の違いは今のところ認められていない[6]．また，甲状腺疾患では多くの場合，女性の罹患率が高いが，RTHβでは男女差はないとされている[5]．

遺伝形式

これまでに報告されてきたRTHβは，1家系を除くすべての家系において常染色体性顕性遺伝

（従来の表記では常染色体性優性遺伝）で伝搬する．これは，変異TRβが正常TRβの機能も損なう「ドミナントネガティブ効果」を有することによる[5]．なお，変異TRβは正常TRαの機能も阻害し，逆に変異TRαも正常TRαのみならず正常TRβの機能も阻害する．では，「なぜRTHβとRTHαとは表現型すなわち病状がまったく異なるか？」という疑問をもつ読者も多いかと推察するが，これはTRαとTRβの組織分布の違いで説明できると考えられる．TRαとTRβはともに生体内で広く分布するが，これら発現の優位性は組織・臓器により異なり，TRαは心臓，脳，骨，腸管などでTRβに比べて優位に発現している一方，TRβの発現は下垂体，網膜，肝，腎，骨格筋で優位である．なかでも，TRβの下垂体での優位な発現は，「RTHβでは，SITSHが例外なく認められるが，RTHαではまったく認められない」という決定的な表現型の差異をもたらす．ところで，この項の最初で述べた「例外的な1家系」であるが，この家系は，1967年にRefetoffらがRTHとして最初に報告した家系で，遺伝形式は当初より常染色体性潜性遺伝（劣性遺伝）であると考えられてきた．その後，この家系での有症状者ではTRβ遺伝子の大部分を含むゲノムが欠失していることが明らかとなった[16]．

文献

1) Refetoff S, DeWind LT, DeGroot LJ. Familial syndrome combining deaf-mutism, stippled epiphyses, goiter, and abnormally high PBI: possible target organ refractoriness to thyroid hormone. J Clin Endocrinol Metab. 1967;27:279-94.

2) Sakurai A, Takeda K, Ain K, et al. Generalized resistance to thyroid hormone associated with a mutation in the ligand binding domain of human thyroid hormone receptor beta. Proc Natl Acad Sci U S A. 1989; 86:8977-81.

3) Sap J, Munoz A, Damm K, et al. The c-erb-A protein is a high-affinity receptor for thyroid hormone. Nature. 1986;324:635-40.

4) Weinberger C, Thompson CC, Ong ES, et al. The c-erb-A gene encodes a thyroid hormone receptor. Nature. 1986;324:641-6.

5) Refetoff S, Dumitrescu AM. Syndromes of reduced sensitivity to thyroid hormone: genetic defects in hormone receptors, cell transporters and deiodination. Best Pract Res Clin Endocrinol Metab. 2007;21: 277-305.

6) Dumitrescu A, Refetoff S. Reduced sensitivity to thyroid hormone: defects of transport, metabolism, and action. In: Braverman LE, Utiger RD (eds). Werner & Ingbar's The Thyroid. 10th ed. Philadelphia: Lippincott Williams&Wilkins; 2012

7) Sadow PM, Koo E, Chassande O, et al. Thyroid hormone receptor-specific interactions with steroid receptor coactivator-1 in the pituitary. Mol Endocrinol. 2003;17:882-94.

8) Dumitrescu AM, Liao XH, Best TB, et al. A novel syndrome combining thyroid and neurological abnormalities is associated with mutations in a monocarboxylate transporter gene. Am J Hum Genet. 2004;74:168-75.

9) Friesema EC, Grueters A, Biebermann H, et al. Association between mutations in a thyroid hormone transporter and severe X-linked psychomotor retardation. Lancet. 2004;364:1435-7.

10) Dumitrescu AM, Liao XH, Abdullah MS, et al. Mutations in SECISBP2 result in abnormal thyroid hormone metabolism. Nat Genet. 2005;37:1247-52.

11) Bochukova E, Schoenmakers N, Agostini M, et al. A mutation in the thyroid hormone receptor alpha gene. N Engl J Med. 2012;366:243-9.

12) van Mullem A, van Heerebeek R, Chrysis D, et al. Clinical phenotype and mutant TRα1. N Engl J Med. 2012;366:1451-3.

13) Refetoff S, Bassett JH, Beck-Peccoz P, et al. Classification and proposed nomenclature for inherited defects of thyroid hormone action, cell transport, and metabolism. J Clin Endocrinol Metab. 2014;99: 768-70.

14) Lafranchi SH, Snyder DB, Sesser DE, et al. Follow-up of newborns with elevated screening T4 concentrations. J Pediatr. 2003;143:296-301.

15) Tajima T, Jo W, Fujikura K, et al. Elevated free thyroxine levels detected by a neonatal screening system. Pediatr Res. 2009;66:312-6.

16) Takeda K, Sakurai A, DeGroot LJ, et al. Recessive inheritance of thyroid hormone resistance caused by complete deletion of the protein-coding region of the thyroid hormone receptor-beta gene. J Clin Endocrinol Metab. 1992;74:49-55.

II　甲状腺ホルモン不応症（RTHβ）の診断

甲状腺ホルモン不応症（RTHβ）診断基準（2016年）

Ⅰ．主要症候
 （1）明らかな臨床症状はないことが多い．
　　　しかし，甲状腺機能亢進症あるいは低下症の症状のいずれもとりうる．
　　　さらに同一症例にこれらの症状が混在することがある．＊1
 （2）軽度のびまん性甲状腺腫大や頻脈を認めることが多い．
 （3）血中の甲状腺ホルモン濃度と全身の代謝状態が合致しない．＊2

Ⅱ．検査所見
 （1）血中遊離サイロキシン（T4）値が高値にもかかわらず血中甲状腺刺激ホルモン（TSH）は基準値内〜高値を示す不適切TSH分泌症候群（SITSH）が持続する．＊3＊4＊5
 （2）甲状腺ホルモン受容体β（TRβ）遺伝子（THRB）に変異を認める．

Ⅲ．参考事項
 （1）TRH試験により血中TSHは正常反応を示す．
　　　トリヨードサイロニン（T3）を投与した際のTSHの抑制が不十分．
 （2）血中αサブユニットあるいはαサブユニット/TSHモル比の上昇を認めない．
 （3）血縁者に発生する．

Ⅳ．除外項目
 診断のアルゴリズムに従い，TSH産生下垂体腺腫（TSHoma）やアルブミン遺伝子異常による家族性異常アルブミン性高サイロキシン血症（FDH）との鑑別を必要とする．

［診断の基準］
 確実例：ⅠとⅡの（1），（2）を満たす症例（RTHβ）．
 疑診例：Ⅰの一部とⅡの（1）を満たす症例（RTHβまたはnonTR-RTH＊6）．

遺伝子診断について
 遺伝子診断は，文書による説明・同意に基づいて行う．また，関連学会からのガイドラインを遵守する．＊7
 TRβ遺伝子解析の結果，変異があり以下の1〜3のいずれかの条件を満たせばRTHの診断は確定する．
 1．第1度近親者にSITSH症例が存在する．
 2．TRβ遺伝子変異がRTH症例において既報の変異である．
 3．これまでに報告のない新規変異であるが，その変異がRTHにおいて変異が収束する3つのクラスター上に位置する．
 4．（参考）以上のいずれにも該当しないが，in vitroでTRβの機能異常が確認された変異である．

＊1 かつては甲状腺機能亢進症状が強い症例を下垂体型，その他の症例を全身型と定義していた．同じTRβ遺伝子変異でも両方の型をとりうる．
＊2 甲状腺ホルモン値上昇による全身の代謝亢進を示す参考所見として，コレステロールやクレアチンキナーゼ（CK）の低下，フェリチンや性ホルモン結合グロブリン（SHBG）の上昇などがある．
＊3 測定系（1ステップアッセイ法と2ステップアッセイ法）や測定時期（1ヵ月後とさらにそれから3ヵ月後）を変更し，真のSITSHであるかを確認する．
＊4 T3はほとんどの場合高値である．
＊5 SITSHではないが甲状腺ホルモンに対する感受性が低下する遺伝子異常症がある．
　・甲状腺ホルモントランスポーターであるmonocarboxylate transporter 8（MCT8）の異常症では，T3高値，T4低値，TSH正常〜軽度高値を示す．
　・脱ヨウ素酵素などの合成に関わるselenocysteine insertion sequence-binding protein 2（SBP2）の異常症では，T3低値，T4高値，TSH正常〜軽度高値を示す．
　・TRα異常症では，T3およびTSH正常または軽度高値，T4正常または軽度低値を示す．
＊6 疑診例にはSITSHを呈するがTRβ遺伝子変異を認めない症例（nonTR-RTH）を含む．
＊7 文部科学省および厚生労働省からの「人を対象とする医学系研究に関する倫理指針」，日本医学会からの「医療における遺伝学的検査・診断に関するガイドライン」，9学会および家族性腫瘍研究会からの「遺伝学的検査に関するガイドライン」，文部科学省，厚生労働省および経済産業省からの「ヒトゲノム・遺伝子解析研究に関する倫理指針」を遵守する．

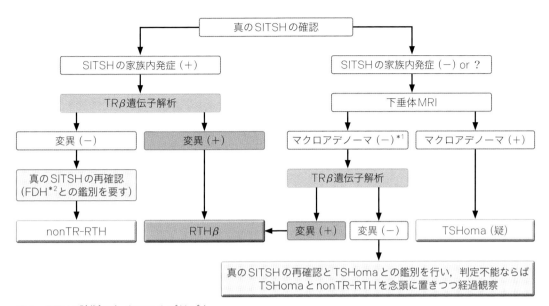

図1　RTHβ診断のためのアルゴリズム
*1ミクロアデノーマ症例を含む，*2家族性異常アルブミン性高サイロキシン血症

「I．甲状腺ホルモン不応症の概要」で述べたように，RTHβで唯一共通する臨床所見はSITSHである．このため，多くの場合，RTHβ診断の糸口となるのは「SITSHを呈する症例に遭遇した場合」である．ところが，一般に血中TSHの動きはFT4の変動より遅いといわれ，バセドウ病再燃や破壊性甲状腺炎の初期にはSITSH様の所見を得ることがある．また，検査法上の問題によりSITSH様の検査結果が得られることがある．SITSH様の所見が得られた場合，「1ヵ月後に再検査し，SITSHが持続していればさらにその3ヵ月後にも再検査してSITSHの持続を確認する」ことが必要で，再検査の際はできるだけ検査系（1ステップアッセイ法と2ステップアッセイ法など）を変えて「見かけ上のSITSH」を除外する必要がある．

SITSHをもたらす疾患でその疾患概念が確立しているのは，RTHβとTSH産生下垂体腺腫（TSHoma）の二つだけである．したがって，真のSITSHと診断した場合，次なるステップはRTHβとTSHomaの鑑別となる．両者の鑑別は実際には容易ではないが，TRβに変異が確認できればRTHβと診断できるため，どの時点でTRβ遺伝子解析を依頼するか，すなわち「TRβ遺伝子解析の適応」が鑑別のキーポイントとなる．そこで，図1のアルゴリズムに従ってTRβ遺伝子解析の適応となる症例かを見極め，鑑別診断を進めてゆく．以下にその際の注意点などを付記する．

1) TRβ遺伝子解析の適応となる症例：図1に示すように，真のSITSHと診断した症例では，まず，第1度近親者（親，同胞，子）にもSITSHを示す症例が存在するかを確認する．確認できた場合は，この時点でTRβ解析の適応となる．一方，SITSHの家族歴が確認できない場合（家族の協力が得られない場合も含む）は，下垂体MRIを実施し，1cm以上の腺腫（マクロアデノーマ）を認める場合は，TSHomaとしての検査を優先し，それ以外の症例は，1cm未満のミクロアデノーマの存在の有無を問わず，TRβ遺伝子解析の適応となる．

2) アミノ酸置換をもたらすTRβ変異が認められた場合：第1度近親者にSITSHが確認できた症例

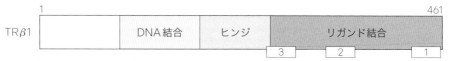

クラスター1：TRβ1アミノ酸426-460（*THRB*エクソン10）
クラスター2：TRβ1アミノ酸302-357（*THRB*エクソン9）
クラスター3：TRβ1アミノ酸234-282（*THRB*エクソン7〜8）

図2　RTHβをもたらす変異が集積する三つのクラスター

ではこの時点でRTHβの診断は確定する．一方，家族歴が確認できない症例では次の条件を満たせばRTHβは確定する．①RTHβにおける既報の変異である．②変異がRTHβをもたらす変異が集積する三つのクラスター上に位置する（図2）．これら①か②のいずれにも属さない変異が同定された場合，RTHβの確定診断のためには変異TRβの機能解析が必要となる．

3）TRβ変異が認められなかった場合：第1度近親者にSITSHが認められる症例では，TRβの変異を伴わないRTH，すなわちnonTR-RTHと診断する．家系内発症が確認できない場合は，2）で述べた方法で真のSITSHであることを再度確認すると同時に，アルブミン遺伝子解析を行い，「家族性異常アルブミン性高サイロキシン血症」における「見かけ上のSITSH」であるかを確認する．以上の検索の結果，再度SITSHであることが確認できれば，TRHテストなどによりTSHomaの可能性があるかなどさらなる鑑別を行い，それでもTSHomaの可能性が少ないと判断された場合，「判定不能により，TSHomaとnonTR-RTHの両者の可能性を念頭に置いて経過観察する」ことを委員会では推奨している．

III　甲状腺ホルモン不応症（RTHβ）の重症度分類

甲状腺ホルモン不応症（RTHβ）重症度分類（2016年）

重症度基準

　診断基準の主要症候によって重症度を分類し，中等度以上を対象とする．

　軽症：SITSH・甲状腺の軽度腫大以外の症状を示さず，日常生活に支障がない．

　中等度：頻脈による動悸や易被刺激性などを示し，日常生活に支障がある．

　重症：著しい頻脈や心房細動，注意欠陥多動性障害，精神発達遅滞・成長障害など日常生活に著しい支障がある．

重症度にかかわらず，患者が妊娠した場合，児に遺伝する可能性が50％であること，また，児が変異TRβ遺伝子をもたない場合，流産や低出生体重となる可能性があるなど支障があることに臨床上留意する．

※なお，症状の程度が上記の重症度分類等で一定以上に該当しないものであるが，高額な医療を継続することが必要な者については，医療費助成の対象とする．

第2部　治療の手引き

IV　甲状腺ホルモン不応症（RTHβ）の治療

▶ β型甲状腺ホルモン受容体の遺伝子変異によるRTHβの概要，ならびに本手引きの留意点について

概要

- 生体において甲状腺ホルモンに対して最も鋭敏な応答性を示すのは視床下部・下垂体系であり，血中甲状腺ホルモン濃度の低下に対して下垂体での甲状腺刺激ホルモン（TSH）産生と分泌が刺激されるネガティブフィードバック制御により，血中甲状腺ホルモン濃度は一定の範囲に保たれる．
- RTHβでは，β型甲状腺ホルモン受容体（TRβ）のアミノ酸変異などによる機能障害のために，さまざまな組織における甲状腺ホルモンに対する応答性が低下している．
- RTHβにおける変異はTRβのT3結合ドメインに存在し，ほとんどの症例において常染色体顕性遺伝形式で遺伝する．なお，新規に変異が生じることによる孤発症例（両親の甲状腺機能は正常で子のみRTHβ）も存在する．
- RTHβでは，視床下部・下垂体系においても甲状腺ホルモン感受性が低下しているため，TSHを基準範囲に保つために要求される甲状腺ホルモン量が多く，基準範囲よりも高い甲状腺ホルモン値（とくにFT4）を示す［不適切TSH分泌症候群（SITSH）］．TSHが基準範囲上限を超す症例もある．
- さまざまな臓器・組織における甲状腺ホルモンに対する応答性の低下は，相対的FT4高値によりある程度代償されているため，ほとんどのRTHβ症例において積極的な治療は必要ないと考えられてきた．しかしながら，RTHβ症例ではしばしば頻脈などの甲状腺中毒症を想起させる症状が認められる．これはα型甲状腺ホルモン受容体（TRα）が優位に発現する神経系や循環器系では，甲状腺ホルモン作用は相対的に過剰となるためと考えられている．一方，甲状腺ホルモンの作用不全を想起させるような神経発達異常を合併するRTHβ症例も存在する．
- 甲状腺の摘出術や放射性ヨウ素内用療法など，永続的な甲状腺機能低下をきたす介入を受けた症例においては，TSHの上昇に対し甲状腺ホルモンの補充が必要となることがある．
- バセドウ病合併RTHβ症例に対し，抗甲状腺薬が投与される場合がある．

留意点

- 本手引き作成において抽出された文献のうち，TRβ変異が確認されている症例を選択し，その背景や，行われた治療とその効果を要約した．また，RTHβ症例に対してさまざまな薬物投与試験または治療がされた文献について要約した．
- 甲状腺腫大が著明な症例，妊娠症例，頻脈・振戦・集中力低下などが認められる症例に対し個別に介入が試みられているが，治療期間は短期間〜長期間とさまざまであることから，その期

間を記載した.

- 短期間の介入トライアルにはRTHβ症例およびTRβ変異の報告に付属的または叙述的に記載されているのみの報告がある点に留意する必要がある.
- FT4値は「ng/dL」表記を基本とした.原著が「pmol/L」表記の場合は換算式［ng/dL×12.9＝pmol/L］を用いて換算表記し，括弧内に原著の値を併記した.

▶ RTHβにおける頻脈に対してβ遮断薬は推奨されるか？

回答

	エビデンスレベル	合意率
● RCTなどのエビデンスはなく，症例報告にとどまる．	—	—
● 頻脈・動悸・心房細動に対するβ遮断薬の有効性が示された症例報告がある．	—	—
● 頻脈の頻度は高く，加齢により心房細動の頻度は高くなるので，β遮断薬の選択を推奨する．　【推奨の強さ：弱い】	D	100%

解説

　RTHβにおける心臓合併症は頻脈・動悸・不整脈であるが，頻脈の頻度は成人では4割，小児では6割程度と推定される．また，心房細動の頻度は6～7%程度（平均年齢40歳まで）であるが，加齢とともに頻度は高くなることが知られている．頻脈に対するβ遮断薬投与の報告例は多い．また，心房細動に対するβ遮断薬投与の報告も散見されるが症例報告に限られる．製剤はアテノロール（β1選択性）が望ましいと記載されている教科書もあるが[1]，今後の検討が必要である．

考慮したアウトカム

● 安全性
● 有効性

エビデンス

● なし

文献の要約

　RTHβにおける心臓合併症について，頻脈・動悸・不整脈（心房細動など）あるいは心機能の評価が報告されている．104例（変異64例）を対象とした表現型の検討では，心臓合併症は16%，心房細動は6%であった[2]．別の54例（4～64歳）を対象とした検討では，26%に頻脈を，7%に心房細動を認めたが，甲状腺機能亢進症における頻度よりも低かった[3]．また，RTHβ患者において加齢とともに心臓合併症のリスクは高くなるとされている[3,4]．いくつかの症例報告があり，心房細動に対してβ遮断薬の有効性が報告されている[5]．1例では，心房細動に対してビソプロロールフマル酸塩を投与，3年間にわたり無症状であった[6]．

　フランスの希少甲状腺疾患センターから，RTHβ 220家系（成人260例，小児60例）を対象とした心臓合併症と治療に関する報告がある[7]．頻脈は成人37.1%，小児65.5%，動悸は成人31.9%，小児8.7%，そして成人の20%に心房細動が見つかった．β遮断薬の投与は，成人66%，小児50%と高頻度であった．

文 献

1）Dumitrescu A, Korwutthikulrangsri M, Refetoff S. Impaired sensitivity to thyroid hormone: defects of transport, metabolism, and action. In: Braverman L（ed）. Werner & Ingbar's The Thyroid. 11th ed. Philadelphia: Wolters Kluwer; 2021

2）Brucker-Davis F, Skarulis MC, Grace MB, et al. Genetic and clinical features of 42 kindreds with resistance to thyroid hormone. The National Institutes of Health Prospective Study. Ann Intern Med. 1995;123:572-83.

3）Kahaly GJ, Matthews CH, Mohr-Kahaly S, et al. Cardiac involvement in thyroid hormone resistance. J Clin Endocrinol Metab. 2002;87:204-12.

4）Zimering MB. Thyroid hormone resistance in identical twin sisters with atrial fibrillation: case report and review of the literature. J Endocrinol Diabetes. 2018;5:10.15226/2374-6890/5/4/01111.

5）Wakasaki H, Matsumoto M, Tamaki S, et al. Resistance to thyroid hormone complicated with type 2 diabetes and cardiomyopathy in a patient with a TRβ mutation. Intern Med. 2016;55:3295-9.

6）Sato H, Tomita Y. Resistance to thyroid hormone accompanied by atrial fibrillation. Endocrinol Diabetes Metab Case Rep. 2018;2018:18-0100.

7）Illouz F, Briet C, Mirebeau-Prunier D, et al. Cardiac complications of thyroid hormone resistance syndromes. Ann Endocrinol (Paris). 2021;82:167-9.

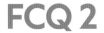

FCQ 2

▶ RTHβにおいて抗甲状腺薬の使用は推奨されるか？

回答

	エビデンスレベル	合意率
● バセドウ病の合併を除き抗甲状腺薬は使用しないことを推奨する． 【推奨の強さ：弱い】	C	92%
● 小児では，甲状腺中毒症状の緩和や発育不全の回避を目的として，抗甲状腺薬の使用が有効とされた例もある．ただし，長期間の投与は推奨されない． 【推奨なし】	D	92%

解 説

　RTHβ患者は，初診時の甲状腺ホルモンの高値および部分的な甲状腺中毒症状からしばしばバセドウ病と間違われ，誤って抗甲状腺薬が投与されることがあり，その結果，さまざまな不利益を生じた事例が報告されている．一方，RTHβの確定診断後にあえて抗甲状腺薬を使用し，甲状腺中毒症状の緩和や発育不全の回避に有効であったとの報告がある．そこで，抗甲状腺薬の投与がRTHβ患者にとって有益か否かを検証した．

　論文の選択基準を，①TRβ変異が確認されていること，②バセドウ病を合併していないことの二点とした．その結果，抽出された症例報告は21報となった．そのうちの1報には新生児の発端者とその母親，他の1報には抗甲状腺薬が投与された小児2症例が含まれていたため，評価対象は23症例［成人13例，小児10例（うち3例は新生児）］とした．成人13例中，有効1例[1]，有害2例[2,3]，無効5例[4~8]，不要5例[9~13]であった．小児10例中，有効5例（うち2例は新生児）[1,14~16,17]，有害2例[18]，不要3例（うち1例は新生児）[19~21]であった．

考慮したアウトカム

● 有効性
● 有害事象（不利益）

エビデンス

● 有効である5件（6症例）：成人1例（新生児例の母親），小児5例（2例は新生児）
● 有効でない16件（17症例）
　有害3件：成人2例（1例は小児期に治療），小児2例
　無効5件：成人5例
　不要8件：成人5例，小児3例（1例は新生児）

文献の要約

［成人有効例］

- 26歳女性（M313T変異）は不妊のため一時期プロピルチオウラシル（PTU）を服用して第2子（正常）を出産，さらに，第3子（RTH）の妊娠中期以降および産後6ヵ月間PTUを服用した．以上より，不妊および妊娠経過に対して有効であったと考察されている[1]．

［成人有害例］

- チアマゾール（MMI）投与で甲状腺腫が増大し，中止により縮小・軽快した63歳女性（R243W変異）[2]と，幼少時よりレボチロキシン（LT4），次いでMMI治療を約10ヵ月間受け，生後18ヵ月で発育不全，3歳で知能低下をきたし，9歳で気管圧迫を避けるため甲状腺切除を受けた20歳女性（I280Sホモ変異）[3]の2報は有害と評価された．

［成人無効例］

- 抗甲状腺薬が無効とされた成人例は，PTU治療で甲状腺腫増大のため服薬を中止した例（L330S変異）[4]，PTU服薬1年後に中毒性甲状腺腫として甲状腺部分切除術を施行された例（P453A変異）[5]，MMI無効で服薬を中止した例とその母親（A317T変異）[6]，無機ヨウ素，MMI，PTU，甲状腺切除術，アブレーションを施行され，80歳時にMRIで下垂体腫大を指摘された20年の経過観察例（R320S変異）[7]，心房細動を主訴に受診したが抗甲状腺薬は無効であった例（1297-1304delGCCTGCCA変異）[8]の計5例である．

［成人不要例］

- 抗甲状腺薬が不要であるとされた成人5例［A234T変異[9]，R320L変異[10]，P453T変異[11]，A268D変異[12]，L454V変異[13]］の追跡期間は，数ヵ月の症例から44年に及ぶ症例，さらには3世代にわたり経過観察された症例まで広く分布していた．

［小児有効例］

- 11歳（R243Q変異）[14]，9歳（R243Qホモ変異）[15]，3歳（1644 exon10 insertion変異によるframe shift）[16]の小児3例の治療前FT4値は，各々3.97 ng/dL，>100 pmol/L，1.4 ng/dL（18.1 pmol/L）で，MMIをそれぞれ15ヵ月間（MMI量記載なく，途中LT4併用），26ヵ月間（MMI 5→22.5→7.5 mg/日），8ヵ月間（MMI 0.3〜0.5 mg/kg/日），FT4基準値上限を目安に投与され，成長曲線，心拍数，易刺激性などの臨床症状の改善に有効であった．
- 新生児の2例［M313T変異[1]，R243W変異[17]］の治療前FT4値は，各々4.7 ng/dL（60.7 pmol/L），4.8 ng/dL（図からの推計値）で，発育障害や甲状腺中毒症状抑制のために一時的に抗甲状腺薬が使用された．この2例の投薬内容および投薬期間は，それぞれPTU（10 mg/kg/日）を生後28日目から27日間[1]，MMI（0.65 mg/kg/日）および無機ヨウ素（12.6 mg/日）を生後第3週目から28日間[17]で，成長曲線や易刺激性，心拍数，腸管運動亢進などの甲状腺中毒症状を指標に，抗甲状腺薬は有効であった報告されている．

［小児有害例］

- Chiesaらは，5家系6症例のRTHβ症例に対し，トリヨードチロ酢酸（TRIAC），ブロモクリプチン，MMI，メチルフェニデート，β遮断薬などによる介入の経過について報告している[18]．このうち12歳男児（P453L）は甲状腺機能亢進症と誤ってMMIが投与されて甲状腺腫が増大しており，その中止によって甲状腺腫は改善した．10歳女児（L346F）ではRTHβの診断後に文献14を参考にMMI（＋LT4）が投与されたが，甲状腺腫の増大により中止し，縮小した．

［小児不要例］

- 12歳児（A317T変異）は甲状腺腫と頻脈，FT4 5.0 ng/dLのためPTUにLT4を追加して3ヵ月間投与され[19]，4歳児（R438H変異）は甲状腺腫に気づかれ，FT4 2.51 ng/dLであったが母親の既往歴から投薬されなかった[20]．この2例については，抗甲状腺薬は不要であったと結論づけられている．
- 新生児（S350L変異）[21]は甲状腺中毒症状を呈し，FT4 4.6 ng/dL（59.4 pmol/L）から新生児甲状腺機能亢進症と診断され，PTU（5 mg/kg/日）を生後9日目から33日間投与され中断，その後MMIを生後4ヵ月から10ヵ月まで投薬され，RTH診断後に投薬を中止したが，その後の経過が順調であったこと，さらに，本家系の他のRTH患者も甲状腺中毒症状がみられなかったことから，抗甲状腺薬の投薬は不要であったと結論づけられている．

結 論

　以上より，RTHβ患者の頻脈や甲状腺腫に対する抗甲状腺薬の安易な使用は推奨されない．一方，小児の甲状腺中毒症状の緩和や発育不全の回避を目的とした一時的な使用を有効と考えねばならない例もある．

文 献

1）Blair JC, Mohan U, Larcher VF, et al. Neonatal thyrotoxicosis and maternal infertility in thyroid hormone resistance due to a mutation in the TRβ gene (M313T). Clin Endocrinol (Oxf). 2002;57: 405-9

2）Glymph K, Gosmanov AR. Methimazole-induced goitrogenesis in an adult patient with the syndrome of resistance to thyroid hormone. J Investig Med High Impact Case Rep. 2014;Oct-Dec:1-3.

3）Frank-Raue K, Lorenz A, Haag C, et al. Severe form of thyroid hormone resistance in a patient with homozygous/hemizygous mutation of T3 receptor gene. Eur J Endocrinol. 2004;150:819-23.

4）Ditudompo S, Ongphiphadhanakul B, Chanprasertyotin S, et al. A de novo L330S point mutation in thyroid hormone receptor beta gene in a Thai female with resistance to thyroid hormone. Endocr J. 1999;46: 825-9.

5）Bayraktaroglu T, Noel J, Alagol F, et al. Thyroid hormone receptor beta gene mutation (P453A) in a Turkish family producing resistance to thyroid hormone. Exp Clin Endocrinol Diabetes. 2009;117:34-7.

6）Guo QH, Wang BA, Wang CZ, et al. Thyroid hormone resistance syndrome caused by heterozygous A317T mutation in thyroid hormone receptor β gene: report of one Chinese pedigree and review of the literature. Medicine (Baltimore). 2016;95:33:1-7.

7）Marazuela M, Nattero L, Moure D, et al. Thyroid hormone resistance and pituitary enlargement after thyroid ablation in a woman on levothyroxine treatment. Thyroid. 2008;18:1119-23.

8) Rivolta CM, Mallea Gil MS, Ballarino C, et al. A novel 1297-1304delGCCTGCCA mutation in the exon 10 of the thyroid hormone receptor beta gene causes resistance to thyroid hormone. Mol Diagn. 2004;8: 163-9.

9) Lai S, Zhang S, Wang L, et al. A rare mutation in patients with resistance to thyroid hormone and review of therapeutic strategies. Am J Med Sci. 2015;350:167-74.

10) Mok SF, Loh TP, Venkatesh B, et al. Elevated free thyroxine and non-suppressed thyrotropin. BMJ Case Rep. 2013;bcr-2013-201527.

11) Sato H. Clinical features of primary hyperthyroidism caused by Graves' disease admixed with resistance to thyroid hormone (P453T). Endocr J. 2010;57:687-92.

12) Wakasaki H, Matsumoto M, Tamaki S, et al. Resistance to thyroid hormone complicated with type 2 diabetes and cardiomyopathy in a patient with a TRβ mutation. Intern Med. 2016;55:3295-9.

13) 菊池由莉恵, 戎井　理, 大野敬三, ほか. Bassedow病として治療されていた甲状腺ホルモン不応症の1例. 日内会誌. 2017;106:2425-31.

14) Kim TJ, Travers S. Case report: thyroid hormone resistance and its therapeutic challenges. Curr Opin Pediatr. 2008;20:490-3.

15) Moran C, Habeb AM, Kahaly GJ, et al. Homozygous resistance to thyroid hormone β: Can combined antithyroid drug and triiodothyroacetic acid treatment prevent cardiac failure? J Endocr Soc. 2017;1: 1203-12.

16) Tsai SL, Ahmet A. Treatment with methimazole in a 3-year-old male with thyroid hormone resistance. Horm Res Paediatr. 2012;77:402-6.

17) Yatsuga S, Hiromatsu Y, Sasaki S, et al. A two-day-old hyperthyroid neonate with thyroid hormone resistance born to a mother with well-controlled Graves' disease: a case report. J Med Case Rep. 2012;6: 246-9.

18) Chiesa A, Olcese MC, Papendieck P, et al. Variable clinical presentation and outcome in pediatric patients with resistance to thyroid hormone (RTH). Endocrine. 2012;41:130-7.

19) Sunthornthepvarakul T, Jaruratanasirikul S, Likitmaskul S, et al. An identical neo-mutation in the thyroid hormone receptor β gene (A317T) in 2 unrelated Thai families with resistance to thyroid hormone. J Med Assoc Thai. 2000;83:139-45.

20) 河野智敬, 小澤綾子, 会津克哉, ほか. 3世代にわたる甲状腺ホルモン不応症の家系例. 小児科. 2013;54: 1177-80.

21) Işık E, Beck-Peccoz P, Campi I, et al. Thyroid hormone resistance: a novel mutation in thyroid hormone receptor beta (THRB) gene：case report. Turk J Pediatr. 2013;55:322-7.

FCQ 3

▶ RTHβにおいて甲状腺摘出術は推奨されるか？

回答

	エビデンスレベル	合意率
● 顕著な甲状腺腫や腫瘍などが合併しない限り，治療法としてのエビデンスがないため，<u>行わないこと</u>を推奨する．　【推奨の強さ：弱い】	D	92%
● 手術による重篤な有害事象の報告はないが，術後の甲状腺ホルモン補充量の調整は容易ではない［☞ BCQ 4,5を参照］.	―	―

解説

　RTHβの患者において顕著な甲状腺腫や甲状腺がんを合併した場合には，甲状腺摘出術が考慮される．また，術後の甲状腺ホルモン補充量を検討する際には，TSHレベルを術前レベルに維持するようにするか，中毒症状を呈さないレベルで維持するなどの方針がある．甲状腺ホルモン補充に関しても，レボチロキシン（LT4）単剤およびLT4・リオチロニン（LT3）の併用療法の選択肢がある．

考慮したアウトカム

- 有害事象
- 甲状腺ホルモン補充量

エビデンス

　症例報告レベルでは，RTHβの患者に対する甲状腺摘出術における有害事象の報告はないため，手術自体には問題はないようである．ただし，術後の甲状腺ホルモン補充量は，多くの症例で漸増し調整されている．TSHレベルを術前レベルに維持するには，非RTHβ患者よりも多量になることが多く，LT4 300 μg/日程度の投与例が多い．さらにLT3製剤の併用が必要な場合もある．

文献の要約

　対象となった論文は，いずれも1～2例の症例報告である[1~9]．手術の理由は良性悪性を問わず成人期の甲状腺腫瘍の合併がほとんどで，びまん性腫大は4歳児の1例のみであった[3]．このため，RTHβ患者に対して一般的に推奨される治療法として十分なエビデンスはない．甲状腺全摘後にTSHレベルを術前レベルに維持するには，150～600 μg/日のLT4投与が必要であり[1~6,8]，30 μg/連日～200 μg/隔日のLT3を併用している場合もある[3,4,6,8]．これらの症例のほとんどは甲状腺中毒症状を呈していない．ただし，術前TSHレベルになるようにLT4を増量すると中毒症状を呈した1症例があり，この場合は3 μg/kg/日程度のLT4が適量とされている[5]．

文献

1）Anyfantakis A, Anyfantakis D, Vourliotaki I. Syndrome of reduced sensitivity to thyroid hormones: two case reports and a literature review. Case Rep Endocrinol. 2016;2016:7546453.

2）Aoyama M, Yamasaki S, Tsuyuguchi M. A case of resistance to thyroid hormone diagnosed after total thyroidectomy for thyroid cancer. J Med Invest. 2015;62:268-71.

3）Canadas KT, Rivkees SA, Udelsman R, et al. Resistance to thyroid hormone associated with a novel mutation of the thyroid β receptor gene in a four-year-old female. Int J Pediatr Endocrinol. 2011;2011:3.

4）Karakose M, Caliskan M, Arslan MS, et al. Thyroid hormone resistance in two patients with papillary thyroid microcarcinoma and their BRAFV600E mutation status. Arch Endocrinol Metab. 2015;59:364-6.

5）Paragliola RM, Lovicu RM, Locantore P, et al. Differentiated thyroid cancer in two patients with resistance to thyroid hormone. Thyroid. 2011;21:793-7.

6）Sugita M, Harada H, Yamamoto T. Perioperative management of a patient with thyroid hormone resistance who underwent total thyroidectomy for thyroid cancer. J Anesth. 2012;26:595-7.

7）Taniyama M, Ishikawa N, Momotani N, et al. Toxic multinodular goitre in a patient with generalized resistance to thyroid hormone who harbours the R429Q mutation in the thyroid hormone receptor beta gene. Clin Endocrinol (Oxf). 2001;54:121-4.

8）河島淳司, 水流添　覚, 青木由香, ほか. 甲状腺乳頭ガンを合併した甲状腺ホルモン不応症における新規TRβ遺伝子異常の同定とその機能解析. 日内分泌会誌. 2005;81:169.

9）東輝一朗, 濱田勝彦, 丸田哲史, ほか. 腺腫様甲状腺腫に対して甲状腺全摘を行った甲状腺ホルモン不応症（RTH）の一例：甲状腺ホルモン補充量の目安について. 日内分泌会誌. 2015;91:92.

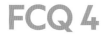

▶ RTHβにおいて放射性ヨウ素内用療法は推奨されるか？

回答

	エビデンスレベル	合意率

● 放射性ヨウ素内用療法の有効性を示した報告はなく，むしろ副作用として下垂体腫大が生じるという症例報告が存在するため，<u>行わないことを推奨する</u>．　【推奨の強さ：弱い】

　　　　　　　　　　　　　　　D　　92%

解 説

　RTHβにおいて甲状腺中毒症が問題となる症例が存在するが，対応として放射性ヨウ素内用療法が考慮される可能性がある．一方，バセドウ病と診断されて放射性ヨウ素内用療法を施行されるRTHβ症例も存在する．そこで，RTHβに対する放射性ヨウ素内用療法の適否を検討する必要がある．

　文献は症例報告のみであるが，これまでに放射性ヨウ素内用療法の有効性を報告した文献は存在せず，放射性ヨウ素内用療法によって下垂体腫大が生じるという症例報告が存在する．

考慮したアウトカム

● 有効性
● 安全性

エビデンス

● 放射性ヨウ素内用療法を施行されたRTHβ症例において，下垂体腫大が報告されている．

文献の要約

　十分な症例数で検討した報告は存在しない．また，放射性ヨウ素内用療法の有効性を報告した文献は存在しなかった．

　RTHβと診断されずに放射性ヨウ素内用療法を受けた一家系中の5症例についての報告では，不必要な治療によって甲状腺機能低下症になったとして，不要な治療を避けるべきであると結論づけられている[1]．一方で，不要と判断される根拠について詳細な検討はなされていない．

　Gurnellらは，RTHβと診断されずに放射性ヨウ素内用療法を受けた症例において，甲状腺ホルモン補充療法を行っていたものの，治療後40週で下垂体腫大が認められたと報告した[2]．さらに，高用量の甲状腺ホルモン製剤を用いて放射性ヨウ素内用療法60日後までにTSHを基準値まで抑制したところ，内用療法後22ヵ月には下垂体腫大が改善したため，下垂体病変は腫瘍ではなく可逆

性の過形成であると推測した．同様に，Marazuelaらは，RTHβと診断されずに放射性ヨウ素内用療法を施行された後，20年間甲状腺ホルモン補充療法を受けていた症例で，下垂体腫大が認められたと報告した[3]．さらに，ソマトスタチン受容体シンチグラフィにおいて腫大した下垂体に取り込みが認められ，ソマトスタチン受容体シンチグラフィは下垂体腫大と下垂体腫瘍との鑑別に有用ではないと結論づけた．これら2報とも，RTHβに放射性ヨウ素内用療法は行うべきではないと考察している．

文献

1) Gladwin MT, Duell PB. Inappropriate thyroid gland ablation in patients with generalized resistance to thyroid hormone. a common sequela of a rare disorder. Arch Intern Med. 1996;156:106-9.
2) Gurnell M, Rajanayagam O, Barbar I, et al. Reversible pituitary enlargement in the syndrome of resistance to thyroid hormone. Thyroid. 1998;8:679-82.
3) Marazuela M, Nattero L, Moure D, et al. Thyroid hormone resistance and pituitary enlargement after thyroid ablation in a woman on levothyroxine treatment. Thyroid. 2008;18:1119-23.

BCQ 1

▶ RTHβ症例が妊娠した際の対処法は？

回答

- RTHβ母体の流産率は高い.

- RTHβ母体の正常児（WT）胎児では，RTHβ児よりも体重が低く，TSHも測定感度以下であった.

- 胎児がRTHβの場合はRTHβ母体の治療をしないのが原則であるが，胎児がWTの場合はRTH母体の血清FT4を基準値上限の150％を超えないようにする慎重さが求められる.

解説

　母がRTHβの場合，児がWTであるかRTHβかは確率的には1/2である．T4は胎盤を通過するためWTの児では機能亢進症となる.

　児がRTHβの場合はRTHβ母体の治療をしない．しかし，児がWTの場合，甲状腺機能正常化を目指し，RTHβ母の血清FT4を基準値上限の150％を超えないようにコントロールするとWT児のTSHもRTHβ児と同等であった.

考慮したアウトカム

- 児の臨床的予後

エビデンス

- RTHβ症例が多発するアゾレス諸島の自然経過観察研究では，RTHβ母の流産率は高く，RTHβの母より生まれた子のうち，WT児はRTHβ児より体重が低く，また，WT児のみTSHが検出感度以下であった.

- RTHβ妊婦に対して比較試験を行った結果，血清FT4を基準値上限の120％を目安に抗甲状腺薬で治療した場合，RTHβ児とWT児の出生体重，Apgarスコア，および血清TSHに差はなかった．この結果にさまざまな要素を考慮するとRTHβ妊婦の血清FT4は基準値上限の150％を超えないように抑制（または治療）する慎重さが求められる.

文献の要約

　アゾレス諸島での自然経過観察研究[1]では，RTHβ（R243Q）の母（n＝9），RTHβの父（n＝9），親類にRTHβのいない両親（n＝18）の3群に分けたとき，流産率はRTHβの母22.9％，RTHβの父2.0％，親類にRTHβのいない両親4.4％と，RTHβの母の流産率が有意に高かった（p＝0.002）.

RTHβの母より生まれた子のうち，WT児はRTHβ児より有意に体重が低かった（p＜0.001）．また，RTHβの母から生まれたWT児のみTSHが検出感度以下であった．しかし，この研究はR243Q変異の患者のみに限定されており，他の変異にも共通しているかは不明である．

　比較試験[2]として，RTHβ妊婦［n＝13；L450H，M334R，A317T，E460K，R320C（2症例），V349M，A317T（2症例），A453T，R429Q，M310L，R243Q］に対して，血清FT4を基準値上限の120％を目安に治療した場合，RTHβ児とWT児の出生体重，Apgarスコア，および血清TSHに差はなかった．

　症例報告は多数あるが，母に治療なく，WT児もRTHβ児も甲状腺機能が正常であった2症例（R243W，R243Q）[3,4]，RTHβ児に低身長，体重低値，頻脈，落ち着きのなさを認めた1症例（M310L）[5]，RTHβの男児に出生後一時的にプロピルチオウラシル（PTU）を要した1症例（M313T）[6]がある．また，母の治療のため，PTU 100 mgを処方した症例（R383H）[7]，デキストロチロキシン（DT4）8 mgを処方した1症例（T329N）[8]，トリヨードチロ酢酸（TRIAC）が投与された1症例（T337A）[9]，橋本病を合併し甲状腺腫縮小目的にてレボチロキシン（LT4）が投与された1症例[10]，頻回の無痛性甲状腺炎で機能低下症となりLT4を投与した1症例（R320C）[11]，放射性ヨウ素内用療法にて低下症になりT3が投与された1症例（M310V）[12]があるが，それらの児は一時的に甲状腺機能に異常を認めたが，長期的発育には異常がなかった．

　妊娠中に胎児の遺伝子型を確認する必要性について，実施したという報告は文献2で示した研究のみである．17例で羊水検査，1例で絨毛採取が行われたが，検査時期についての記載はない．羊水検査の危険性も考慮し，胎児の遺伝子型検査を推奨するかどうかは今後の検討課題である．

文献

1) Anselmo J, Cao D, Karrison T, et al. Fetal loss associated with excess thyroid hormone exposure. JAMA. 2004;292:691-5.

2) Pappa T, Anselmo J, Mamanasiri S, et al. Prenatal diagnosis of resistance to thyroid hormone and its clinical implications. J Clin Endocrinol Metab. 2017;102:3775-82.

3) Massaad D, Poppe K, Lissens W, et al. A case of thyroid hormone resistance: prospective follow-up during pregnancy and obstetric outcome. Eur J Intern Med. 2007;18:253-4.

4) Anselmo J, Kay T, Dennis K, et al. Resistance to thyroid hormone does not abrogate the transient thyrotoxicosis associated with gestation: report of a case. J Clin Endocrinol Metab. 2001;86:4273-5.

5) Furlanetto TW, Kopp P, Peccin S, et al. A novel mutation (M310L) in the thyroid hormone receptor beta causing resistance to thyroid hormone in a Brazilian kindred and a neonate. Mol Genet Metab. 2000;71:520-6.

6) Blair JC, Mohan U, Larcher VF, et al. Neonatal thyrotoxicosis and maternal infertility in thyroid hormone resistance due to a mutation in the TRbeta gene (M313T). Clin Endocrinol (Oxf). 2002;57:405-9.

7) Dhingra S, Owen PJ, Lazarus JH, et al. Resistance to thyroid hormone in pregnancy. Obstet Gynecol. 2008;112:501-3.

8) Sarkissian G, Dace A, Mesmacque A, et al. A novel resistance to thyroid hormone associated with a new mutation (T329N) in the thyroid hormone receptor beta gene. Thyroid. 1999;9:165-71.

9) Asteria C, Rajanayagam O, Collingwood TN, et al. Prenatal diagnosis of thyroid hormone resistance. J Clin Endocrinol Metab. 1999;84:405-10.

10) 加藤岳史, 赤尾雅也, 石川重人, ほか. 妊娠経過を観察しえた橋本病合併甲状腺不応症の一例. 日内分泌会

誌. 2009;85(Suppl):59-61.

11）Jonas C, Daumerie C. Conservative management of pregnancy in patients with resistance to thyroid hormone associated with Hashimoto's thyroiditis. Thyroid. 2014;24:1656-61.

12）Boix E, Picó A, Zapico M, et al. Outcome of pregnancy in a hypothyroid woman with resistance to thyroid hormone treated with triiodothyronine. J Endocrinol Invest. 2007;30:253-5.

BCQ 2

▶ RTHβに注意欠如多動症を合併した際の対処法は？

回答

● 一般のADHD治療薬の使用報告はないが，対症療法として使用してみる価値はある．ただし，動物実験で，メチルフェニデートはRTHβノックインマウスにおける行動異常に対して効果がなかった．

● RTHβに合併したADHDの治療として，LT3では小規模ながらRCTが行われていて，有効と判定されている．また，LT4，TRIAC，DT4を用いた症例報告がある．

解説

　注意欠如多動症（attention-deficit hyperactivity disorder：ADHD）は小児人口の6〜11%にみられる精神障害の一つである[1]．RTHβにADHDをしばしば（48〜73%）合併することは以前から指摘されていた[2〜4]．ただし，ADHD人口に占めるRTHβの割合はきわめて小さい[5,6]．RTHβに合併したADHDに対し，一般のADHDに用いられるメチルフェニデート，アトモキセチン，グアンファシン，リスデキサンフェタミンを使用した報告は見当たらなかったが，対症療法として使用してみる価値はある．RTHβに合併したADHDの治療として，リオチロニン（LT3）[7,8]，レボチロキシン（LT4）[9,10]，トリヨードチロ酢酸（TRIAC）[11,12]，デキストロチロキシン（DT4）[13]を用いた報告がある．このうちLT3では小規模ながらRCTが行われていて，有効と判定された[7]．

　一方，LT3はRTHβに合併しないADHDには無効であった[7]．それ以外の試験はすべて症例報告である．ただし，動物実験で，メチルフェニデートはRTHβノックインマウスにおける行動異常に対して効果がなかった[14]．

考慮したアウトカム

● 治療効果
● 副作用

エビデンス

● LT3を用いた小規模なRCTが1報ある．
● LT3，LT4，TRIAC，DT4を用いた症例報告がある．

文献の要約

〔LT3〕

　Weissらは，RTHβ（I431T 2例，A317T 2例，R338W 2例，R316H 1例，不明1例）に合併した

ADHD（R群）計8例（平均年齢10歳，4.5〜17.5歳，男児5例，女児3例）と甲状腺機能正常の ADHD（C群）9例（平均年齢8.5歳，4.5〜13歳，男児のみ）に対し，LT3（25・50・75 μg/日を体重で振り分け）とプラセボによる前向き・ランダム化・二重盲検・クロスオーバー試験を行った．Conners多動性インデックスによる評価では，R群の5例で改善，3例で不変，C群の1例で改善，7例で不変，1例で悪化という結果であった．CPT-X衝動性による評価では，R群の4例で改善，3例で不変（1例は不明），C群の1例で改善，1例で不変，6例で悪化という結果であった（1例は未評価）[7]．

　Maruoらは，8歳の重症のRTHβ（E449DfsX11）の女児に対し，高用量（75 μg/日）のLT3の隔日投与（4歳から漸増）を行い，不眠と多動に改善を得たと報告している[8]．生下時よりLT4（20〜30 μg/日）を使用していたが，（血中FT3の上昇に伴い）不眠と多動症状に悪化を認めたため，LT3の隔日投与に切り替えたという．

［LT4］

　Dundarらは，5歳のnonTR-RTHの男児に高用量（100 μg/日）のLT4の投与（4歳から漸増）を行い，多動を含めた臨床症状の顕著な改善を認めたと報告している[9]．

　Kimらは，11ヵ月のRTHβ（R243Q）の女児に対しMMI（用量不明）を開始したが，FT4が低下してきたためLT4（用量不明）を補償した．その結果，発達遅延と多動が改善したと報告している[10]．

［TRIAC］

　Torreらは，16ヵ月のRTHβ（F455I）の男児に対し16ヵ月間のTRIAC（0.7 mg×2/日）治療を試みた．注意力ならびに集中力試験における過誤および遺漏率は13.4％から4.7％（12ヵ月後）に改善した[11]．

　Anzaiらは，8歳のRTHβ（P453T）の男児に対し3年間のTRIAC（3.0 mg/日まで漸増）治療を行った．その結果，ADHD評価尺度IVは21から9（3年後）に改善した[12]．

　Ramos-Prolらは，9歳のRTHβ女児（R243W）症例を9年間追跡した．ADHDを示す一方，橋本病を合併し，TSHは高値であった［TSH 24.87 mU/L，FT4 2.0 ng/dL（25.7 pmol/L）］．TRIAC（1.05 mg/日）によりTSHとFT4は正常化した［TSH 3.27 mU/L，FT4 0.96 ng/dL（12.4 pmol/L）］．その後，甲状腺がんを合併し，甲状腺全摘後はLT4（200 μg/日）およびTRIAC（1.4 mg/日）で治療した［TSH 0.423 mU/L，FT4 0.96 ng/dL（12.4 pmol/L）］．しかし，神経質および躁病のコントロール悪化のために高用量のTRIACには耐えられず，慢性の躁症状は持続した[15]．

　Chiesaらは，5家系6症例のRTHβ症例に対し，TRIAC，ブロモクリプチン，チアマゾール（MMI），メチルフェニデート，β遮断薬などによる介入の経過について報告している[16]．このうち9歳女児（L341P）と10歳女児（L346F）にADHDを認めたが，その治療は困難であったとしている．後者の不安障害は抗不安薬治療で改善したが，ADHDに対しメチルフェニデートは無効，心臓への影響を考慮するとむしろ潜在的に有害であると考察している．

［DT4］

　Hamonらは，15ヵ月のnonTR-RTHの男児にDT4（2 mg/日から開始し12 mg/日まで増量）の投与（30ヵ月から12.5歳まで）を行い，多動を含めた症状の改善と成長障害の是正が得られたと報

告している[13].

文献

1) Comeau J, Georgiades K, Duncan L, et al. Changes in the prevalence of child and youth mental disorders and perceived need for professional help between 1983 and 2014: evidence from the Ontario Child Health Study. Can J Psychiatry. 2019;64:256-64.

2) Refetoff S, Weiss RE, Usala SJ. The syndromes of resistance to thyroid hormone. Endocr Rev. 1993;14: 348-99.

3) Hauser P, Zametkin AJ, Martinez P, et al. Attention deficit-hyperactivity disorder in people with generalized resistance to thyroid hormone. N Engl J Med. 1993;328:997-1001.

4) Brucker-Davis F, Skarulis MC, Grace MB, et al. Genetic and clinical features of 42 kindreds with resistance to thyroid hormone. The National Institutes of Health Prospective Study. Ann Intern Med. 1995;123:572-83.

5) Elia J, Gulotta C, Rose SR, et al. Thyroid function and attention-deficit hyperactivity disorder. J Am Acad Child Adolesc Psychiatry. 1994;33:169-72.

6) Weiss RE, Stein MA, Trommer B, et al. Attention-deficit hyperactivity disorder and thyroid function. J Pediatr. 1993;123:539-45.

7) Weiss RE, Stein MA, Refetoff S. Behavioral effects of liothyronine (L-T3) in children with attention deficit hyperactivity disorder in the presence and absence of resistance to thyroid hormone. Thyroid. 1997;7:389-93.

8) Maruo Y, Mori A, Morioka Y, Sawai C, et al. Successful every-other-day liothyronine therapy for severe resistance to thyroid hormone beta with a novel THRB mutation; case report. BMC Endocr Disord. 2016;16:1.

9) Dundar B, Bober E, Büyükgebiz A. Successful therapy with L-T4 in a 5 year-old boy with generalized thyroid hormone resistance. J Pediatr Endocrinol Metab. 2003;16:1051-6.

10) Kim TJ, Travers S. Case report: thyroid hormone resistance and its therapeutic challenges. Curr Opin Pediatr. 2008;20:490-3.

11) Torre P, Bertoli M, Di Giovanni S, et al. Endocrine and neuropsychological assessment in a child with a novel mutation of thyroid hormone receptor: response to 12-month triiodothyroacetic acid (TRIAC) therapy. J Endocrinol Invest. 2005;28:657-62.

12) Anzai R, Adachi M, Sho N, et al. Long-term 3,5,3'-triiodothyroacetic acid therapy in a child with hyperthyroidism caused by thyroid hormone resistance: pharmacological study and therapeutic recommendations. Thyroid. 2012;22:1069-75.

13) Hamon B, Hamon P, Bovier-Lapierre M, et al. A child with resistance to thyroid hormone without thyroid hormone receptor gene mutation: a 20-year follow-up. Thyroid. 2008;18:35-44.

14) Siesser WB, Cheng SY, McDonald MP. Hyperactivity, impaired learning on a vigilance task, and a differential response to methylphenidate in the TRbetaPV knock-in mouse. Psychopharmacology (Berl). 2005;181:653-63.

15) Ramos-Prol A, Antonia Pérez-Lázaro M, Isabel del Olmo-García M, et al. Differentiated thyroid carcinoma in a girl with resistance to thyroid hormone management with triiodothyroacetic acid. J Pediatr Endocrinol Metab. 2013;26:133-6.

16) Chiesa A, Olcese MC, Papendieck P, et al. Variable clinical presentation and outcome in pediatric patients with resistance to thyroid hormone (RTH). Endocrine. 2012;41:130-7.

BCQ 3

▶ RTHβを合併したバセドウ病の治療目標は？

回答

● 甲状腺機能を正常に維持することが治療目標であるが，バセドウ病発症前の甲状腺機能が明らかでない場合，どういう状態をもって甲状腺機能が正常であるのかを判定することは困難である．

解説

　RTHβを合併したバセドウ病の治療目標は通常のバセドウ病の治療と変わらない．ただし，バセドウ病発症前の甲状腺機能が明らかでない場合，どういう状態をもって甲状腺機能が正常であるのかを判定することは困難である．

　まず，発症前の甲状腺機能が判明している場合は，そのTSHを目標に抗甲状腺薬を調節しながら投与していく．発症前の甲状腺機能が判明していない場合は，TSHを正常〜軽度高値に維持するように抗甲状腺薬を調節する．そのほか甲状腺中毒症状などの臨床所見，コレステロールなどの代謝マーカーを指標とする．

　放射性ヨウ素内用療法や甲状腺全摘術は避けたほうが望ましい．とくに，発症前の甲状腺機能が不明の場合はLT4による甲状腺機能の調節が著しく困難となる．

考慮したアウトカム

● 有効性
● 安全性

エビデンス

　RTHβを合併したバセドウ病でRTHとバセドウ病の診断がともに確かと思われる症例報告は8例である．そのうちバセドウ病発症前の甲状腺機能が明らかな症例は2例にすぎない[1,2]．この2例に関しては，1例が抗甲状腺薬による治療，他の1例は放射性ヨウ素内用療法が選択されている．後者は機能低下となっているがLT4の投与量が不十分である．残りの6例中5例は抗甲状腺薬による治療，1例は放射性ヨウ素内用療法が選択されている．抗甲状腺薬による治療ではTSHを正常〜軽度高値に維持するよう調節されている．TSHを正常下限にすると甲状腺中毒症が出現するようである．放射性ヨウ素内用療法後，機能低下となった症例はLT4 325 μg/日でTSHが正常化しているが，この状態が機能正常かどうかは定かではない．

文献の要約

　Satoは，バセドウ病発症前の甲状腺機能が明らかな，RTHβを合併したバセドウ病の詳細な症例を報告している[1]．Ramos-Levíらは，バセドウ病発症前の甲状腺機能が明らかな症例に対して放射性ヨウ素内用療法を行っているが，機能低下時のLT4投与量が不十分と思われる[2]．

文 献

1）Sato H. Clinical features of primary hyperthyroidism caused by Graves' disease admixed with resistance to thyroid hormone (P453T). Endocr J. 2010;57:687-92.

2）Ramos-Leví AM, Moreno JC, Álvarez-Escolá C, et al. Coexistence of thyroid hormone resistance syndrome, pituitary adenoma and Graves' disease. Endocrinol Nutr. 2016;63:139-41.

BCQ 4

▶ RTHβに（他の原因による）甲状腺機能低下症を合併した際の治療目標は？

回答

● 他の原因による甲状腺機能低下症発症前の検査値，明らかな甲状腺機能低下症状が存在する場合の症状改善，家系内発症者の検査値をそれぞれ目標とした症例報告が存在する．

● 通常の補充量より大量のLT4が必要になるとする報告が多い．

解説

　RTHβ症例において，慢性甲状腺炎を合併したり，甲状腺がんを合併して甲状腺摘出術を受けたりして，甲状腺機能低下症に対するホルモン補充療法が必要となることがある．しかし，RTHβ症例においては不適切TSH分泌症候群（SITSH）の状態となるため，ホルモン測定の基準値が治療目標として参考にならない．このような症例における治療目標について検討を行った．

　検索にて得られた文献は症例報告のみであった．

　甲状腺機能低下症の発症前のホルモン値が判明している場合では，その値を治療目標としたという症例報告が存在した[1]．しかし，実際にはこのような情報を得られないことも多い．

　甲状腺機能低下症の症状が出現している場合，症状の改善が必要であるという点ではいずれの文献でも一致していた．しかし，ホルモン値の目標を設定して症状の改善を得たという報告がある一方[2]，ホルモン値の目標を設定することに否定的な文献も存在した[3]．同一遺伝子変異をもつ他症例のホルモン値を治療目標とした文献も存在したが[4]，同一変異をもつ症例であっても症状は一致しないことが知られており[5]，治療目標としての妥当性は不明である．

　なお，補充にあたり大量のT4製剤を要したとする報告が多かった．

考慮したアウトカム

● 治療効果

エビデンス

● 検索にて得られた文献は症例報告のみであった．

● 甲状腺機能低下症の発症前のホルモン値がわかっている症例において，その値を治療目標としたという報告が存在した．

● 明らかな甲状腺機能低下症状が存在する場合に，検査値よりも症状改善を目標としたという報告が存在した．

● 一方で，同一遺伝子変異をもつ他症例のホルモン値を目標とした報告も存在した．

文献の要約

　我が国の症例報告にて，甲状腺乳頭がんを合併したRTHβ症例が甲状腺全摘術の対象となったが，術後TSH抑制療法の適応とはならなかった．この症例では術前のホルモン値を維持して甲状腺機能低下症状を避けることを治療目標としたが，500μg/日以上のT4製剤を要した[1]．また，遺伝子診断が行われておらず診断確実例ではないためエビデンスには含めないが，慢性甲状腺炎による甲状腺機能低下症の発症前のホルモン値を治療目標として300μg/日のT4製剤を投与して倦怠感が改善したという報告がある[6]．

　RTHβに異所性甲状腺を合併し，SITSHの状態で成長障害，骨年齢遅延と精神発達遅延を認めた2歳児の報告では，TSH値が4〜10mU/Lとなるように125〜150μg/日のT4製剤を投与し，前述の障害の改善が認められた．目標となったTSH値の根拠は述べられていないが，成長，骨年齢および精神発達の改善が鍵であり，とくに甲状腺の予備能が低下している症例では治療の必要性が高いとしている[2]．

　甲状腺亜全摘術を受けた既往があるもののSITSHを呈していたRTHβ症例において，経過中に橋本病が悪化して倦怠感が出現しT4基準値内・TSH高値となった際に，100μg/日のT4製剤を投与して倦怠感が改善したという報告では，甲状腺ホルモン作用のマーカーとされている検査値は症状と相関しなかったため，臨床症状を治療の基準にするべきと結論づけられている[3]．

　異所性甲状腺による甲状腺機能低下症として生後2週からホルモン補充療法を受けていて，16歳時にRTHβ合併と診断された症例報告では，300μg/日のT4製剤を投与して同一変異をもつ無症状のRTHβ症例と同等のホルモン値を目標として，該当変異をもつ患者にとっての「代償された状態」が得られたと見なしている[4]．また，遺伝子診断が行われておらず診断確実例ではないためエビデンスには含めないが，慢性甲状腺炎を合併したRTHβ疑診例にて同一家系内の有病者のTSH値の平均を目標として400μg/日のT4製剤を投与したという報告がある[7]．

文　献

1）Igata M, Tsuruzoe K, Kawashima J, et al. Coexistence of resistance to thyroid hormone and papillary thyroid carcinoma. Endocrinol Diabetes Metab Case Rep. 2016;2016:160003.

2）Heather N, Hall K, Neas K, et al. Growth and development in a child with resistance to thyroid hormone and ectopic thyroid gland. Pediatrics. 2012;129:e817-20.

3）Fukata S, Brent GA, Sugawara M. Resistance to thyroid hormone in Hashimoto's thyroiditis. N Engl J Med. 2005;352:517-8.

4）Grasberger H, Ringkananont U, Croxson M, et al. Resistance to thyroid hormone in a patient with thyroid dysgenesis. Thyroid. 2005;15:730-3.

5）Refetoff S, Dumitrescu AM. Syndromes of reduced sensitivity to thyroid hormone: genetic defects in hormone receptors, cell transporters and deiodination. Best Pract Res Clin Endocrinol Metab. 2007;21: 277-305.

6）Robinson DB, Michaels RD, Shakir KM. Autoimmune hypothyroidism in a patient with generalized resistance to thyroid hormone. South Med J. 1993;86:1395-7.

7）Tran HA. Difficulties in diagnosing and managing coexisting primary hypothyroidism and resistance to thyroid hormone. Endocr Pract. 2006;12:288-93.

BCQ 5

▶ RTHβ症例が甲状腺分化がん術後TSH抑制療法の適応になった際の治療目標は？

回答

● RTHβに甲状腺分化がんを合併し，甲状腺全摘術を施行した症例の論文報告（英文）はわずか11例であり，治療目標を設定できるためのエビデンスに乏しい．

● 全摘後の血中TSHレベルをどの程度に抑制するかの目標レベルはRTHβではない症例に準ずると考えるのが自然であるが，これまでの報告例では，甲状腺全摘術後にTSHを術前のレベルにまで抑制すること自体困難な症例が半数以上を占める．甲状腺分化がん手術後にTSH抑制療法を行う際，一つの目標となる「TSHを正常下限程度に抑制する」ことが達成できた症例は2例のみであった．なお，このうち1例はLT4単独で抑制できたが，もう1例はLT4に加えTRIACを必要とした．

解説

　RTHβという前提を抜きにして，「甲状腺分化がん手術後にTSH抑制療法を行う際，血中TSHレベルをどのくらいに抑制すべきであるか」についてであるが，これについては日本内分泌外科学会のガイドラインをみても，「LT4によるTSH抑制の適応」についての記載はあるが，具体的にどのレベルまでTSHを抑制するかに関する記述は見当たらない．一方，"Thyroid Disease Manager"には具体的にどの程度抑制すべきかに関する記載がある[1]．この部分を要約すると以下のようになる．「手術後すべての患者において，TSHはレボチロキシン（LT4）により抑制された状態におく．もし，術後最初のevaluationでactiveな状態である分化がんが存在すると診断された場合は，TSH抑制療法は継続するが，この場合，血中TSHは$0.1\,\mu U/mL$程度とする．これ以上の抑制は甲状腺中毒症をもたらす頻度が高くなり，よい結果（outcome）をもたらさない．一方，"free of disease"，つまりactiveながんは存在しないと判断された症例では，TSHを正常下限程度にとどめる抑制療法にとどめるのがよく，さらに再発の恐れがないと考えられたら，正常範囲内であればよい」．

　以上の記述を参考に本CQの回答を文献的に考察した．その結果，TSHレベルを$0.1\,\mu U/mL$程度に抑制できた症例は皆無で，「正常下限程度」に抑制できた症例が2例報告されたのみである[2,3]．なお，TSHを術前のレベルでしかも基準値内に抑制できた症例は3例[4~6]が報告されているが，このうち1例ではLT4にブロモクリプチンを併用することにより，TSHはいったん正常範囲内に抑制できたが，間もなくその副作用のため同剤の投与は中止となり，TSHは正常上限を超えたと記載されている[4]．

　したがって，甲状腺がんのため甲状腺全摘術が施行された症例では，TSHを術前レベルにまで抑制すること自体も容易でなく，「RTHβ症例が甲状腺分化がん術後TSH抑制療法の適応になった際の治療目標は？」という問いかけに対し，エビデンスには乏しいものの「治療目標を設定するのは現実的でない」と回答せざるをえない．

考慮したアウトカム

● TSH抑制の達成度
● TSH抑制療法による副作用・有害事象（とくに甲状腺中毒症の症状）

エビデンス

● RTHβに甲状腺がんが合併したため甲状腺摘出術が施行された症例報告（英文論文に限る）は少なく，11家系12例にすぎない．このうち multinodular goiter に対し subtotal thyroidectomy が行われた文献7を除くすべての症例で，甲状腺全摘術が施行されていた．

● 今回の調査で取り上げた論文にある甲状腺がんはすべて甲状腺乳頭がんであった．また，TRβの変異は，フレームシフト型の変異（Leu454fs:c.1358dupC）を認めた1家系[8]以外はすべて点突然変異により一つのアミノ酸が他のアミノ酸に置換するミスセンス変異であった．

● LT4に加え甲状腺全摘後に血中TSH濃度抑制のため投与された薬剤については，T3製剤［リオチロニン（LT3）］が投与されたのは2例[5,9]で，このうち1例は隔日に投与された[5]．また，2例[4,8]でブロモクリプチンが用いられ，トリヨードチロ酢酸（TRIAC）が投与された症例は1例であった[3]．

文献の要約

前述の「解説」の項で記載したように，血中TSH濃度を正常下限程度に抑制できた症例はわずかに2例である．このうちの1例は合成T4製剤（LT4）350 µg/日投与のみでTSHを0.45 µU/mL（基準値：0.5～4.3 µU/mL）にまで抑制できたとされ，しかも甲状腺中毒症の症状はなかったと記載されている[2]．もう1例はLT4にTRIACを併用した症例で，LT4 200 µg/日にTRIAC 1.4 mg/日を投与した結果，術前24.8 µU/mLであったTSHを0.423 µU/mL（基準値：0.35～4.94）にまで抑制できたとしている[3]．この症例では「TRIACの投与量をさらに増量しようと試みたが，患者は神経質になり躁状態にもなった」との記述もある．

一方，TSHを術前のレベルでしかも基準値内に抑制できた症例は，「解説」の項で述べたLT4にブロモクリプチンを併用した症例以外に2例ある．1例は，LT4を400 µg/日に増量してはじめて甲状腺機能低下症の症状が消失した症例であるが，その後心房細動が出現したため，LT4の増量はせず，TSHは37.98 µU/mLと高値のままであった．そこで，LT3 20 µgを隔日投与したところ，3ヵ月後にTSHは1.15 µU/mLに低下した[5]．この症例で施行されたLT3の隔日投与は，Anselmoら[10]がRTHβ（R234Q）におけるTSHの抑制とびまん性甲状腺腫大を縮小させることに成功した症例で用いられた投与方法である．ただし，Anselmoらの症例で隔日投与されたLT3は250 µg/日と大量であり，LT4との併用はされていない．TSHを術前レベルまで抑制できたもう一つの症例[6]では，LT4 250 µg/日のみが投与されていたが，「TSHが術前レベルとなった」と記載があるにすぎない．なお，その術前TSH濃度は1.82 µU/mLであった．

残る4家系5症例[9,11~13]では，血中TSHを術前レベルまで抑制すること自体できなかったが，その理由は甲状腺中毒症の症状が出現したためである．

なお，RTHβに甲状腺がんが合併した最初の報告は我が国からのものである[7]．ただし，当該症例は基本的にはtoxic multinodular goiterにRTHβが合併した例として報告されたもので，甲状腺部分切除術標本の一つに径5mmの甲状腺乳頭がんがあったことから，RTHβに甲状腺がんが合併した症例として引用されてきた．しかし，この症例での甲状腺がんは基本的に偶発がんであり，部分切除後にTSH抑制療法がなされたとの記載はないため，本CQにおける対象論文からは除外した．

文　献

1) Pacini F, DeGroot LJ. Thyroid Cancer. updated in 2013. [Internet]. Thyroid Disease Manager [cited 2023 Jan 7]. Available from: https://www.thyroidmanager.org/chapter/thyroid-cancer/

2) Aoyama M, Yamasaki S, Tsuyuguchi M. A case of resistance to thyroid hormone diagnosed after total thyroidectomy for thyroid cancer. J Med Invest. 2015;62:268-71.

3) Ramos-Prol A, Antonia Pérez-Lázaro M, Isabel del Olmo-García M, et al. Differentiated thyroid carcinoma in a girl with resistance to thyroid hormone management with triiodothyroacetic acid. J Pediatr Endocrinol Metab. 2013;26:133-6.

4) Ünlütürk U, Sriphrapradang C, Erdoğan MF, et al. Management of differentiated thyroid cancer in the presence of resistance to thyroid hormone and TSH-secreting adenomas: a report of four cases and review of the literature. J Clin Endocrinol Metab. 2013;98:2210-7.

5) Weinert LS, Ceolin L, Romitti M, et al. Is there a role for inherited TRβ mutation in human carcinogenesis? [corrected]. Arq Bras Endocrinol Metabol. 2012;56:67-71.

6) Kim HK, Kim D, Yoo EH, et al. A case of resistance to thyroid hormone with thyroid cancer. J Korean Med Sci. 2010;25:1368-71.

7) Taniyama M, Ishikawa N, Momotani N, et al. Toxic multinodular goitre in a patient with generalized resistance to thyroid hormone who harbours the R429Q mutation in the thyroid hormone receptor beta gene. Clin Endocrinol (Oxf). 2001;54:121-4.

8) Xing W, Liu X, He Q, et al. Brafv600E mutation contributes papillary thyroid carcinoma and Hashimoto thyroiditis with resistance to thyroid hormone: a case report and literature review. Oncol Lett. 2017;14: 2903-11.

9) Karakose M, Caliskan M, Arslan MS, et al. Thyroid hormone resistance in two patients with papillary thyroid microcarcinoma and their BRAFV600E mutation status. Arch Endocrinol Metab. 2015;59:364-6.

10) Anselmo J, Refetoff S. Regression of a large goiter in a patient with resistance to thyroid hormone by every other day treatment with triiodothyronine. Thyroid. 2004;14:71-4.

11) Vinagre J, Borges F, Costa A, et al. Differentiated thyroid cancer in patients with resistance to thyroid hormone syndrome. a novel case and a review of the literature. Front Mol Biosci. 2014;1:10.

12) Sugita M, Harada H, Yamamoto T. Perioperative management of a patient with thyroid hormone resistance who underwent total thyroidectomy for thyroid cancer. J Anesth. 2012;26:595-7.

13) Paragliola RM, Lovicu RM, Locantore P, et al. Differentiated thyroid cancer in two patients with resistance to thyroid hormone. Thyroid. 2011;21:793-7.

Column 1

▶ RTHβにおけるTRIAC使用研究

● 統計的有意差には至っていないが，FT4，TSHが軽減したという報告は少なくない．

● TRβで変異するアミノ酸の違いにより効果が異なる可能性がある．

● 目立つ有害事象の報告はないが，我が国では継続的な入手が困難である．

解 説

　トリヨードチロ酢酸（TRIAC）はT3の代謝産物で健常人にもT3の1/50程度の濃度で存在する．*in vitro*での検討では正常TRβ1への親和性および標的遺伝子への転写調節作用はT3よりも強く，正常TRα1に対してはT3と同等であるとされる．視床下部・下垂体の主なTRはTRβ2である．そのT3結合領域のアミノ酸配列はTRβ1に一致するため，TRIACはTRβ2に対しても類似の効果が期待される．実際，本剤を健常人に投与するとTSHが減衰し，その結果としてFT4も低下する（T3の測定については後述）．RTHβで同定された変異TRβ1ではT3結合や転写活性化能が減弱しているが，少なくともその数種類についてTRIACはT3より高い親和性と活性をもつ．

　RTHβではFT3，FT4が高値でありながらTSHが抑制されない不適切TSH分泌症候群（SITSH）が例外なく認められる．上昇したT3は心臓の脈拍に関わるTRα1を刺激し，しばしば頻脈傾向となるなど，時には甲状腺中毒症状に対する何らかの治療介入が望まれる．統計的な有意差は不明であるがTRIACはこのようなSITSHの病態を改善するという報告が多い．また機序の詳細は明らかでないがRTHβで注意欠如多動症（ADHD）を認めるケースもある．これらへの効果も期待され，症例数は十分ではないものの有用であったという報告もある．TRIACはもともと生体内に存在し，アレルギー反応は惹起しにくいと予想される．半減期が6〜7時間と短く，1日2分服する必要がありうることや，T3の測定系とクロスしうる点に留意が必要である．

　TRIACはかつてフランスで販売されていたが，需要の少なさや乱用が危惧されたため2020年に生産中止となった．一方，近年本剤はMCT8欠損症（Allan-Herndon-Dudley症候群）に有効であることが報告された．したがって，米国でMCT8欠損症の治療薬として承認される可能性もあるが，各国ならびに我が国における下垂体優位型甲状腺ホルモン不応症への適応については現時点では明らかでない．

考慮したアウトカム

● SITSHの改善
● 臨床症状の改善

● 有害事象，認容性

　文献1によると34例のRTHの約90％で程度の差はあるがSITSHが改善したという．このうち16例（実際は後述のように17例）はTRβ遺伝子の変異が確認され，そのうちで改善に乏しかったのは2〜3例であった．この34例に加えて，我が国でTRβの変異が確認された3例（学会抄録）はいずれも下垂体型RTH（PRTH）であり，3例ともSITSHの改善を認めた．ところで前述のようにTRIAC投与の主な対象になるのはPRTHである．しかし，その臨床像はTRβの変異と1対1で対応するわけではない．またPRTHと全身型RTH（GRTH）とを判別する厳密な検査基準はなく，多くは臨床症状で診断されている点には留意が必要である．SITSH以外の指標，たとえば甲状腺腫，頻脈・動悸，発汗過多，ADHDの軽減などは報告によってさまざまで，統計的な意義は不明である．また無効例が報告されていない可能性もある．

　文献2はTRIACに関する詳細な総説である．RTHβの多くはヘテロ接合体であり，変異TRβが正常TRβの機能を阻害することにより発症する［dominant negative（DN）作用］．文献3,4は数種類の変異TRβ1の in vitro での解析である．これらではT3結合能のほか，T3による正および負の転写調節能，DN作用についてルシフェラーゼアッセイを行っている．TRIACの薬理作用としては，①TRIACが変異TRβ1・β2にも直接結合してそのDN作用を鈍くする可能性[3]，②TRIACがT3よりも強く正常TRβ1・β2を活性化して変異TRβ1・β2からのDN作用をさまざまな程度に挽回する可能性[4]，のいずれかあるいは両方が考えられる．

　上述のように34例の大部分でSITSHは改善された[1]．ここで引用された文献5のPRTH症例は，その後R316H（旧い命名法でR311H）であることが判明した[6]．やはりTRIACでSITSHの改善を得たが，ブロモクリプチンのほうが有効であった[5]．興味深いことに，このR316HのDN作用ははじめ[6]にはないとされたほど弱かった[3]．PRTHで最初にTRβの変異が報告されたのはR338Wであるが，そのDN作用もGRTH症例であるK443Eに比べ軽度であった[7]．上述のTRIACの作用機序から考えると，これらDN作用が弱いタイプのPRTHへの適応については今後の検討の余地がある．TRIACの有効性とTRβの変異の位置の関連について，文献1ではTRβのヒンジ領域（hot spotsのクラスター3）の変異であるV264D，R243QでTRIACは有効でない可能性を述べている．R243Qのヘテロ接合体[8]ではTRIAC投与でSITSHは改善したが，全身状態の改善は乏しく，結局5.5年間の投与後に中止された．しかし，R243Qはホモ接合体も報告されており[9]，TRIACと抗甲状腺薬（カルビマゾール）の併用が有効であったという．文献10もヒンジ領域のR243Wの変異であったがTRIACにより改善を得ている．至適量はTRβの変異ごとに異なる可能性があり，文献1での投与量は症例ごとに異なっている．TRIACはそれ自体が末梢でのTRを介する転写活性化作用（正の調節）を有することから，全身症状はSITSHほどには改善しない可能性もある．たとえば文献11のPRTH症例（文献5でこの症例に変異を認めたというが詳細不明）は頻脈，基礎代謝率の高値などには有効でなかった．

　文献12,13のP453T変異はイタリアと我が国で別個にADHDをきたす小児症例として報告された．どちらもTRIACでSITSHとADHDが改善し，同じ変異であれば奏効する可能性が示唆される．また文献12ではTRIACでβ遮断薬が休薬でき，成長や骨への影響も少なかったという．文献14は5家系0.5～12.5歳までの6小児例のRTHβ症例（M313T，N331D，L341P，L346F，P453L）の甲状腺機能障害に対して，TRIAC，ブロモクリプチン，チアマゾール（MMI）そしてADHDと頻脈に対しそれぞれメチルフェニデート，β遮断薬などの介入を行った経過である．このうちTRIACは2例に対して有効であったが，頻脈，学習障害を伴うADHDをきたした症例では無効であった．文献15はT337Aの妊娠例で，TRIACは母体には有効であった．しかし，児への効果は明らかではなく，適応については議論が分かれる[1]．ところで，甲状腺分化がんでは一般にTSH低値が望ましい．文献10のR243W症例はその後，乳頭がんが発見されて甲状腺を全摘し，TRIACとT4製剤が併用された．TRIACは有害事象が少なく，数年にわたる投与例もある[1,8]．ただ，上述のように我が国では患者への投与を目的としたTRIACの入手は困難である[16]．

［参考］

　文献17は生後15ヵ月で発症したPRTH症例でSITSHを認めた．TRα・β遺伝子に変異を認めない，いわゆるnonTR-RTHであった．TRIACは無効でありデキストロチロキシン（DT4）が著効した．約8年の経過でGRTHに移行し無投薬になった．病態変化の詳細は不明ながらT3によってTR自体やコファクターの発現量が変動し，感受性が変化する可能性もある[18,19]．

文献

1）Groeneweg S, Peeters RP, Visser TJ, et al. Therapeutic applications of thyroid hormone analogues in resistance to thyroid hormone (RTH) syndromes. Mol Cell Endocrinol. 2017;458:82-90.

2）Groeneweg S, Peeters RP, Visser TJ, et al. Triiodothyroacetic acid in health and disease. J Endocrinol. 2017;234:R99-121.

3）Takeda T, Suzuki S, Liu RT, et al. Triiodothyroacetic acid has unique potential for therapy of resistance to thyroid hormone. J Clin Endocrinol Metab. 1995;80:2033-40.

4）Messier N, Laflamme L, Hamann G, et al. In vitro effect of Triac on resistance to thyroid hormone receptor mutants: potential basis for therapy. Mol Cell Endocrinol. 2001;174:59-69.

5）Dulgeroff AJ, Geffner ME, Koyal SN, et al. Bromocriptine and Triac therapy for hyperthyroidism due to pituitary resistance to thyroid hormone. J Clin Endocrinol Metab. 1992;75:1071-5.

6）Geffner ME, Su F, Ross NS, et al. An arginine to histidine mutation in codon 311 of the C-erbA beta gene results in a mutant thyroid hormone receptor that does not mediate a dominant negative phenotype. J Clin Invest. 1993;91:538-46.

7）Sasaki S, Nakamura H, Tagami T, et al. Functional properties of a mutant T3 receptor beta (R338W) identified in a subject with pituitary resistance to thyroid hormone. Mol Cell Endocrinol. 1995;113:109-17.

8）Guran T, Turan S, Bircan R, et al. 9 years follow-up of a patient with pituitary form of resistance to thyroid hormones (PRTH): comparison of two treatment periods of D-thyroxine and triiodothyroacetic acid (TRIAC). J Pediatr Endocrinol Metab. 2009;22:971-8.

9）Moran C, Habeb AM, Kahaly GJ, et al. Homozygous resistance to thyroid hormone. J Endocr Soc. 2017; 1:1203-12.

10）Ramos-Prol A, Antonia Pérez-Lázaro M, Isabel del Olmo-García M, et al. Differentiated thyroid carcinoma in a girl with resistance to thyroid hormone management with triiodothyroacetic acid. J Pediatr Endocrinol Metab. 2013;26:133-6.

11）Kunitake JM, Hartman N, Henson LC, et al. 3,5,3'-triiodothyroacetic acid therapy for thyroid hormone resistance. J Clin Endocrinol Metab. 1989;69:461-6.

12）Radetti G, Persani L, Molinaro G, et al. Clinical and hormonal outcome after two years of triiodothyroacetic acid treatment in a child with thyroid hormone resistance. Thyroid. 1997;7:775-8.

13）Anzai R, Adachi M, Sho N, et al. Long-term 3,5,3'-triiodothyroacetic acid therapy in a child with hyperthyroidism caused by thyroid hormone resistance: pharmacological study and therapeutic recommendations. Thyroid. 2012;22:1069-75.

14）Chiesa A, Olcese MC, Papendieck P, et al. Variable clinical presentation and outcome in pediatric patients with resistance to thyroid hormone (RTH). Endocrine. 2012;41:130-7.

15）Asteria C, Rajanayagam O, Collingwood TN, et al. Prenatal diagnosis of thyroid hormone resistance. J Clin Endocrinol Metab. 1999;84:405-10.

16）高松順太, 上田　新, 間島敦彦, ほか. 3,5,3'-Triiodothyroacetic Acid（Triac）治療にて改善が得られた下垂体型甲状腺ホルモン不応症の1例. ホルモンと臨. 1991;39:83-5.

17）Hamon B, Hamon P, Bovier-Lapierre M, et al. A child with resistance to thyroid hormone without thyroid hormone receptor gene mutation: a 20-year follow-up. Thyroid. 2008;18:35-44.

18）Clerget-Froidevaux MS, Seugnet I, Demeneix BA. Thyroid status co-regulates thyroid hormone receptor and co-modulator genes specifically in the hypothalamus. FEBS Lett. 2004;569:341-5.

19）Ohba K, Sinha RA, Singh BK, et al. Changes in hepatic TRβ protein expression, lipogenic gene expression, and long-chain acylcarnitine levels during chronic hyperthyroidism and triiodothyronine withdrawal in a mouse model. Thyroid. 2017;27:852-60.

Column 2

▶ RTHβにおけるブロモクリプチン製剤使用研究

回 答

● 保険適用外であり，エビデンスも不足している．

解 説

　ブロモクリプチンは脳下垂体に作用しTSH分泌を抑制する作用を有することが認められている．
RTHβでは不適切TSH分泌状態が生じ，下垂体からのTSH分泌は抑制を受けず，正常～軽度高値を呈する．本剤によるTSH分泌抑制が発揮されると，その結果，血中FT4およびFT3分泌は低下傾向をとる．実際TSH産生下垂体腺腫（TSHoma）では有効性が数多く報告されている．

　RTHβにおいて血中FT4とFT3値が低下することが患者にとって有益か否かは意見が分かれるが，下垂体の不応の程度が末梢組織の不応の程度より強い症例では身体は甲状腺中毒状態であるので，血中FT4とFT3が低下することは有益と考えられる．ブロモクリプチンはこの考えに基づいた治療法である．

考慮したアウトカム

● 有効性
● 安全性

エビデンス

　ブロモクリプチン治療を受けたRTHβは22例報告されている．このうち11例ではホルモンデータが十分示されていなかったため，残りの11例について効果判定を行った．ブロモクリプチンに「効果あり」が4例，「効果はあるが不十分」が6例，「効果なし」が1例であった．ただし，「効果あり」の症例でも投与期間は短く，4ヵ月以上内服治療した患者は2報のみであった．また，これらの症例報告は古いものが多いため，1例を除きTRβ遺伝子解析実験はなされていなかった．なお，本剤よりも副作用が少なく近年高プロラクチン血症に頻用されているカベルゴリンについては1例報告されているが，多剤併用療法であったため有効性判定は困難であった．

文献の要約

　Takamatsuら[1]は，下垂体優位型のRTH（H435Q変異）症例にブロモクリプチンの4ヵ月間漸増内服治療を行い，血中甲状腺ホルモン濃度および自覚症状の改善が認められたことを示した．

有馬ら[2]は，下垂体型甲状腺ホルモン不応症の1例に本剤5mg/日を約4ヵ月投与し，ホルモンレベルおよび臨床症状の改善を認めたと報告した．

　Dulgeroffら[3]は，2週間から1年未満の投与においてFT4，total T3，TSHの正常化と脈拍の低下を報告した．

　Custroら[4]は，TSHとT4の改善を示した．ただし投与期間は短期と推測される．

　Crinòら[5]は，ブロモクリプチンが無効であった例を報告した．この症例はTRIAC治療も行い，同剤は有効であったと述べている．

文献

1）Takamatsu J, Mozai T, Kuma K. Bromocriptine therapy for hyperthyroidism due to increased thyrotropin secretion. J Clin Endocrinol Metab. 1984;58:934-6.

2）有馬　寛, 伊藤喜亮, 野木森　剛, ほか. ブロモクリプチンがより有効であった下垂体型甲状腺ホルモン不応症の1例. ホルモンと臨. 1992;40:71-5.

3）Dulgeroff AJ, Geffner ME, Koyal SN, et al. Bromocriptine and Triac therapy for hyperthyroidism due to pituitary resistance to thyroid hormone. J Clin Endocrinol Metab. 1992;75:1071-5.

4）Custro N, Scafidi V, Notarbartolo A. Pituitary resistance to thyroid hormone action with preserved circadian rhythm of thyrotropin in a postmenopausal woman. J Endocrinol Invest. 1992;15:121-6.

5）Crinò A, Borrelli P, Salvatori R, et al. Anti-iodothyronine autoantibodies in a girl with hyperthyroidism due to pituitary resistance to thyroid hormones. J Endocrinol Invest. 1992;15:113-20.

Column 3

▶ RTHβにおけるソマトスタチンアナログ製剤使用研究

回答

- オクトレオチド酢酸塩が試験的に使用され，短期的には効果が認められるものの，長期的にはエスケープ現象がみられて効果が消失したとする研究が多い．

- 我が国ではオクトレオチドに長期効果があったとする1例報告があるが，遺伝子検査によるRTHβの確定診断が得られていない．

- 他のソマトスタチンアナログ製剤に関しては今後の検討が必要である．

解説

　我が国では現在，ソマトスタチンアナログ製剤として，オクトレオチド酢酸塩の皮下注製剤と筋注製剤（除放製剤），ランレオチド酢酸塩の皮下注製剤，パシレオチドパモ酸塩の筋注製剤（除放製剤）が，先端巨大症や，一部はクッシング病に対して保険収載されている．最近，ランレオチド酢酸塩の皮下注製剤にTSH産生下垂体腫瘍の効能・効果の追加承認がなされた．

　このうちオクトレオチド酢酸塩がRTHβにおいて試験的に使用されている．TSH産生下垂体腺腫（TSHoma）には長期的にも効果があるとする臨床試験が多いが，RTHβに対しては短期的には効果が認められるものの，長期的にはエスケープ現象がみられて効果が消失したとする研究が多い．一方，我が国での使用経験は少なく，1991年に長期効果があったとする伊藤らの1例報告[1]があるが，遺伝子検査によるRTHβの確定診断が得られていないため何ともいえない．

　したがって，オクトレオチド酢酸塩に限っていえば，現時点ではRTHβに対する使用は推奨されないといわざるをえない．しかし，他のソマトスタチンアナログ製剤に関しては今後の検討が必要である．

考慮したアウトカム

- 治療効果
- 副作用

エビデンス

- オクトレオチド酢酸塩の皮下注製剤に関する臨床研究が5報あるが，すべて遺伝子検査がなされていない．また，そのうち4報は症例報告であり，TSHomaと比較検討しているのは1報のみである．
- オクトレオチド酢酸塩の徐放製剤（LAR）に関する臨床試験が1報あり，遺伝子検査もなされている．TSHに対する効果で判定すると，対照のTSHoma 8例では有効であったのに対し，RTHβ

表1

文献ID	著　者	出版年	雑誌名	研究デザイン	人種	症例数	年齢	男女
2876571	Williams ほか[2]	1986	Acta Endocrinol (Copenh)		英国	1	25	男
3297965	Faglia ほか[3]	1987	Horm Res	症例報告	伊国	1	不明	不明
2235809	Chan ほか[4]	1990	Postgrad Med J		英国	1	32	女
1992117816	伊藤ほか[1]	1991	ホルモンと臨		日本	1	51	女

表2

文献ID	著　者	出版年	雑誌名	研究デザイン	人種	症例数	年齢	男女
2491862	Beck-Peccoz ほか[5]	1989	J Clin Endocrinol Metab	対照試験	伊国	3	51	女
							29	女
							52	女
							49	男
							38	女
						TSHoma	50	女
							26	男
							50	男

表3

文献ID	著　者	出版年	雑誌名	研究デザイン	人種	症例数	年齢	男女
15670193	Mannavola D ほか[6]	2005	Clin Endocrinol (Oxf)	対照試験	伊国	4	27	女
							23	男
							38	男
							16	男
							62	女
							67	女
							67	女
						TSHoma	27	女
							43	女
							45	女
							48	男
							39	男

4例では無効であった．

文献の要約

［遺伝子検査がなされていない非腫瘍性SITSH症例での使用報告（表1）］

　1986〜1991年にかけてオクトレオチド酢酸塩の効果に関する4例の症例報告がある．そのうち1例はレビュー内での紹介であり，年齢性別は不明である[3]．海外からの3報での使用期間は3〜5日と短期間であり，2例でTSHの低下を認めたが[2,3]，1例では不変であった[4]．その症例では，それまで使用していたカルビマゾールの中止と相まって甲状腺機能亢進症状が再燃し，上室性頻拍の出現によって入院治療が必要となった．我が国からは1991年に伊藤らによる1例報告がある．下垂体型甲状腺ホルモン不応症と臨床的に診断した51歳女性にオクトレオチド酢酸塩の500 μg/回を1日2回，6ヵ月間皮下投与した．最初の2ヵ月間はチアマゾール（MMI）5 mg/日が併用され，TSH

薬剤名	投与量	投与期間	TSH前	TSH後	効果	副作用
オクトレオチド酢酸塩	100μg/日	3日	55	31	あり	なし
	300μg/日	5日	4	1.2	あり	不明
	150μg/日	5日	4.5	5	なし	上室性頻拍
	1mg+MMI 5mg/日	2ヵ月	36.9	9.5	あり	不明
	1mg/日	4ヵ月	12.6	6.4	あり	

薬剤名	投与量	投与期間	TSH前	TSH後	効果	副作用
オクトレオチド酢酸塩	300μg/日	5日	4.5	2.4	あり	一過性の嘔気と脂肪便*1
	200μg/日	6週	6	6	なし	
	300μg/日	5日	182	90	あり	一過性の腹部痙攣と排便回数の増加*2
	300μg/日	5日	32	16	あり	
	200μg/日	6週	55	50	なし	
	300μg/日	5日	28	3	あり	*1
	300μg/日	5日	4.5	0.9	あり	
	300μg/日	5日	42	0.4	あり	*2
	200μg/日	4週	30	2	あり	
	200μg/日	6週	3.6	0.2	あり	
	300μg/日	5日	2.7	0.2	あり	*2

薬剤名	投与量	投与期間	TSH前	TSH後	効果	TRβ変異
オクトレオチド酢酸塩 LAR	30mg/月	2ヵ月	1.8±0.10	1.8±0.15	p=0.5	R320H
						G344E
						R338W
						E445K
			3.8±3.4	2.7±2.8	p=0.5	

36.9→9.5mU/L, FT4 3.1→2.1ng/dL, FT3 6.3→6.4pg/mLと, FT3以外は低下した. MMI中止2週間でTSHは12.6mU/Lに上昇し, その後は4.2～6.4mU/Lで推移, 一方FT3, FT4は上昇し, 臨床的には機能亢進症状を示した. そのため, MMIを再開し, オクトレオチド酢酸塩との併用により甲状腺腫の縮小を認めたという.

[遺伝子検査がなされていない症例での対照試験 (表2)]

　1989年に腫瘍性と非腫瘍性SITSH症例におけるオクトレオチド酢酸塩の対照試験の結果が報告された[5]. まず, 5日間の短期投与では, 腫瘍性4例と非腫瘍性3例の全例においてTSHに対する効果が認められたが, 腫瘍性では約1/10に低下したのに対し, 非腫瘍性では半減するにとどまった. 次に, 4～6週間の連続投与が試された. 施行された腫瘍性の2例ではともに短期投与と同様の効果があったのに対し, 非腫瘍性の2例ではTSHはともに元の数値に復し, 効果のエスケープと判定された. さらに, 一部の症例では一過性の嘔気と脂肪便や一過性の腹部痙攣と排便回数の増加といっ

た副作用を認めた（腫瘍性，非腫瘍性とも）.

［RTHβにおける対照試験］(表3)

　2005年にTSHomaを対照として，RTHβ症例におけるオクトレオチド酢酸塩LARの対照試験の結果が報告された[6]．2ヵ月間の筋肉内注射により，RTHβの4例では甲状腺機能は，TSH 1.8±0.10→1.8±0.15 mU/L（p＝0.5），FT4 53.1±37.6（4.1±2.9）→53.3±37.9（4.1±2.9）pmol/L（ng/dL）（p＝0.99），FT3 22.0±18.9（14.3±12.3）→19.1±15.9（12.4±10.4）pmol/L（pg/mL）（p＝0.82）と効果は認められなかった．一方，対照としたTSHomaの8例では，TSH 3.8±3.4 mU/L→2.7±2.8 mU/L（p＝0.5）であったものの，甲状腺ホルモンは，FT4 37.9±15.8（2.9±1.2）→21.9±8.8（1.7±0.7）pmol/L（ng/dL）（p＝0.02），FT3 14.8±5.5（9.6±3.6）→7.4±3.2（4.8±2.1）pmol/L（pg/mL）（p＝0.005）と有意な低下を認めた．

［参考：TSHomaにおける効果］

　我が国ではTSHomaに対してソマトスタチンアナログ製剤の保険収載はなされていないが，オクトレオチド酢酸塩の術前使用により48例中40例（83％）において甲状腺機能の正常化を，44例中24例（55％）において腫瘍の縮小効果を認めた[7]．また，海外ではランレオチド酢酸塩がTSHomaに有効であることが報告されている[8,9]．"Endotext"[10]では，2回以上のソマトスタチンアナログ製剤（たとえば，オクトレオチドLAR 20〜30 mg連月，または，ランレオチド酢酸塩120 mg 6〜8週ごと）投与によりFT4・FT3が低下または正常化するかどうかで，TSHoma（92％で反応）とRTH（0％で反応）の鑑別に役立つと述べられている.

文献

1) Williams G, Kraenzlin M, Sandler L, et al. Hyperthyroidism due to non-tumoural inappropriate TSH secretion. effect of a long-acting somatostatin analogue (SMS 201-995). Acta Endocrinol (Copenh). 1986;113:42-6.

2) Faglia G, Beck-Peccoz P, Piscitelli G, et al. Inappropriate secretion of thyrotropin by the pituitary. Horm Res. 1987;26:79-99.

3) Chan AW, MacFarlane IA, van Heyningen C, et al. Clinical hyperthyroidism due to non-neoplastic inappropriate thyrotrophin secretion. Postgrad Med J. 1990;66:743-6.

4) 伊藤祐子，田中孝司，熊谷宗士，ほか．下垂体型Refetoff症候群に対するSomatostatin誘導体（SMS 201-995）の長期大量投与による治療. ホルモンと臨. 1991;39:80-3.

5) Beck-Peccoz P, Mariotti S, Guillausseau PJ, et al. Treatment of hyperthyroidism due to inappropriate secretion of thyrotropin with the somatostatin analog SMS 201-995. J Clin Endocrinol Metab. 1989;68:208-14.

6) Mannavola D, Persani L, Vannucchi G, et al. Different responses to chronic somatostatin analogues in patients with central hyperthyroidism. Clin Endocrinol (Oxf). 2005;62:176-81.

7) Yamada S, Fukuhara N, Horiguchi K, et al. Clinicopathological characteristics and therapeutic outcomes in thyrotropin-secreting pituitary adenomas: a single-center study of 90 cases. J Neurosurg. 2014;121:1462-73.

8) Gancel A, Vuillermet P, Legrand A, et al. Effects of a slow-release formulation of the new somatostatin analogue lanreotide in TSH-secreting pituitary adenomas. Clin Endocrinol (Oxf). 1994;40:421-8.

9) Kuhn JM, Arlot S, Lefebvre H, et al. Evaluation of the treatment of thyrotropin-secreting pituitary adenomas with a slow release formulation of the somatostatin analog lanreotide. J Clin Endocrinol Metab. 2000;85:1487-91.

10) Beck-Peccoz P, Persani L, Lania A. Thyrotropin-secreting pituitary adenomas. [Internet]. Feingold KR, Anawalt B, Boyce A, et al (eds). Endotext [cited 2022 Oct 13]. Available from: https://www.endotext.org/

Column 4

▶ RTHβにおけるDT4製剤使用研究

回答

● RCTなどのエビデンスはなく，症例報告があるのみである．

解説

　光学異性体のデキストロチロキシン（DT4）を使用してTSHを抑制し，内因性の甲状腺ホルモンの産生を減らす試みはいくつか報告されてきたが，RCTはなく，症例報告が散見される程度である．

考慮したアウトカム

● 注意欠如多動症（ADHD）
● 知能低下
● 甲状腺腫
● TSHの抑制効果
● その他の臨床症状

文献の要約

　RTHβ（R243Q）の9歳児は下垂体型を示し，DT4を1.5年，その後，トリヨードチロ酢酸（TRIAC）を5.5年間投与された．その結果，TRIACのほうがDT4よりTSHの抑制が強く甲状腺ホルモンレベルも抑制したが，両治療とも甲状腺腫は小さくしなかった．また，症状にも大きな変化はなかったが，年齢とともに自然に症状は軽快傾向であった[1]．

　甲状腺機能低下症状と甲状腺中毒症状が混在する，ホモ接合体のRTHβ（Δ337T）の3歳児に対し，DT4 6mg/日が投与された．DT4はTSHを抑制したが，臨床効果はなかったとしている[2]．

文献

1) Guran T, Turan S, Bircan R, et al. 9 years follow-up of a patient with pituitary form of resistance to thyroid hormones (PRTH): comparison of two treatment periods of D-thyroxine and triiodothyroacetic acid (TRIAC). J Pediatr Endocrinol Metab. 2009;22:971-8.
2) Schwartz ID, Bercu BB. Dextrothyroxine in the treatment of generalized thyroid hormone resistance in a boy homozygous for a defect in the T3 receptor. Thyroid. 1992;2:15-9.

付　録

検索式一覧

FCQ 1. RTHβにおける頻脈に対してβ遮断薬は推奨されるか？
検索日：2018年3月7日

PubMed

Search No	Search Strategy	Result
#01	"Thyroid Hormone Resistance Syndrome/therapy"[MH]	76
#02	(Thyroid Hormone Resistance*[TIAB] OR Refetoff Syndrome*[TIAB] OR Refetoff DeWind De-Groot Syndrome*[TIAB] OR resistance to thyroid hormone*[TIAB]) AND (therap*[TIAB] OR treatment*[TIAB] OR pharmacotherap*[TIAB] OR chemotherap*[TIAB] OR intervention*[TIAB] OR drug*[TIAB] OR Agent*[TIAB])	310
#03	#1 OR #2	341
#04	#3 AND 1968:2017[DP]	341
#05	#4 AND ("Cochrane Database Syst Rev"[TA] OR "Meta-Analysis"[PT] OR systematic[SB] OR "Guideline"[PT] OR "Guidelines as Topic"[MH] OR "Consensus"[MH] OR "Consensus Development Conferences as Topic"[MH] OR ((meta-analysis[TI] OR guideline*[TI] OR "systematic review"[TI] OR consensus[TI]) NOT Medline[SB]))	1
#06	#4 AND ("Review"[PT] OR ((review[TI] OR overview[TI]) NOT medline[SB]))	91
#07	#5 OR #6	92
#08	"Thyroid Hormone Resistance Syndrome"[MH]	376
#09	Thyroid Hormone Resistance*[TIAB] OR Refetoff Syndrome*[TIAB] OR Refetoff DeWind DeGroot Syndrome*[TIAB] OR resistance to thyroid hormone*[TIAB]	832
#10	"Adrenergic Antagonists"[MH] OR "Adrenergic Antagonists"[PA]	122,653
#11	Adrenergic Antagonist*[TIAB] OR Antiadrenergic*[TIAB] OR Adrenolytic Drug*[TIAB] OR Adrenergic Blocking Agent*[TIAB] OR Antiadrenergic Agent*[TIAB] OR Adrenergic Antagonist*[TIAB] OR Adrenergic Receptor Antagonist*[TIAB] OR Adrenergic Blockader*[TIAB] OR Adrenergic Receptor Blockader*[TIAB] OR Adrenergic Blocker*[TIAB] OR Anti Adrenergic*[TIAB] OR Adrenolytic*[TIAB] OR Adrenolytic Agent*[TIAB] OR Adrenergic beta Antagonist*[TIAB] OR Adrenergic beta Blocker*[TIAB] OR Adrenergic beta Receptor Blockader*[TIAB]	11,856
#12	(#8 OR #9) AND (#10 OR #11)	5
#13	#12 AND ("Randomized Controlled Trial"[PT] OR "Randomized Controlled Trials as Topic"[MH] OR (random*[TIAB] NOT medline[SB]))	0
#14	#12 AND ("Clinical Study"[PT] OR "Clinical Studies as Topic"[MH] OR ((clinical trial*[TIAB] OR clinical stud*[TIAB] OR case control*[TIAB] OR case comparison*[TIAB] OR observational stud*[TIAB]) NOT medline[SB]))	0
#15	#12 AND ("Epidemiologic Research Design"[MH] OR "Study Characteristics"[PT] OR "Epidemiologic Study Characteristics"[MH] OR ((cohort*[TIAB] OR comparative stud*[TIAB] OR retrospective stud*[TIAB] OR prospective stud*[TIAB] OR longitudinal*[TIAB] OR control group*[TIAB]) NOT medline[SB]))	4
#16	#15 NOT #7	4
#17	#12 NOT (#7 OR #16)	1

Cochrane library

Search No	Search Strategy	Result
#01	Thyroid Hormone Resistance*:ti,ab,kw OR Refetoff Syndrome*:ti,ab,kw OR Refetoff DeWind DeGroot Syndrome*:ti,ab,kw OR resistance to thyroid hormone*:ti,ab,kw	122
#02	Adrenergic Antagonist*:ti,ab,kw OR Antiadrenergic*:ti,ab,kw OR Adrenolytic Drug*:ti,ab,kw OR Adrenergic Blocking Agent*:ti,ab,kw OR Antiadrenergic Agent*:ti,ab,kw OR Adrenergic Antagonist*:ti,ab,kw OR Adrenergic Receptor Antagonist*:ti,ab,kw OR Adrenergic Blockader*:ti,ab,kw OR Adrenergic Receptor Blockader*:ti,ab,kw OR Adrenergic Blocker*:ti,ab,kw OR Anti Adrenergic*:ti,ab,kw OR Adrenolytic*:ti,ab,kw OR Adrenolytic Agent*:ti,ab,kw OR Adrenergic beta Antagonist*:ti,ab,kw OR Adrenergic beta Blocker*:ti,ab,kw OR Adrenergic beta Receptor Blockader*:ti,ab,kw	12,317
#03	#1 and #2	1
#04	#3 CDSR	0
#05	#3 CCRCT	1

医学中央雑誌

Search No	Search Strategy	Result
#01	甲状腺ホルモン不応症候群 ; 治療/TH	9

#02	(甲状腺ホルモン不応症候群/TA or Refetoff 症候群/TA or レフェトフ症候群/TA or 全身性甲状腺ホルモン不応症/TA or 甲状腺ホルモン抵抗性症候群/TA or 甲状腺ホルモン不応症/TA) and (治療/TA or 療法/TA or 遮断薬/TA)	61
#03	#1 or #2	69
#04	#3 and (RD= メタアナリシス , 診療ガイドライン)	0
#05	#3 and (メタアナリシス/TH or システマティックレビュー/TH or 診療ガイドライン/TH or メタアナリシス/TA or システマティックレビュー/TA or 診療ガイドライン/TA)	3
#06	#3 and (PT= 総説)	0
#07	甲状腺ホルモン不応症候群/TH	482
#08	甲状腺ホルモン不応症候群/TA or Refetoff 症候群/TA or レフェトフ症候群/TA or 全身性甲状腺ホルモン不応症/TA or 甲状腺ホルモン抵抗性症候群/TA or 甲状腺ホルモン不応症/TA	488
#09	"Adrenergic Antagonists"/TH	29,646
#10	"Adrenergic Antagonists"/TA or アドレナリン拮抗剤/TA or 抗アドレナリン作動剤/TA or アドレナリンきっ抗剤/TA or アドレナリンアンタゴニスト/TA or アドレナリン作動性効果遮断薬/TA or アドレナリン作用性拮抗薬/TA or 抗アドレナリン作動薬/TA or 抗アドレナリン作用薬/TA or "Adrenergic Beta-Antagonist"/TA or アドレナリン作用性ベータ受容体遮断剤/TA or β-遮断剤/TA or アドレナリンベータきっ抗剤/TA or アドレナリンベータアンタゴニスト/TA or アドレナリンベータブロッカー/TA or アドレナリン作用性ベータ遮断薬/TA or アドレナリン作用性ベータ受容器遮断薬/TA or アドレナリン作用性ベータ受容体遮断薬/TA or アドレナリン作用性ベータ拮抗薬/TA or ベータアドレナリン作用性受容体遮断薬/TA or ベータアドレナリン作用性受容体遮断薬/TA or ベータブロッカー/TA or ベータ遮断剤/TA or ベータ遮断薬/TA or β-アドレナリン作動性受容体遮断薬/TA or β-アドレナリン遮断薬/TA or β-アドレナリン受容体遮断薬/TA or β-ブロッカー/TA or β-遮断薬/TA or β-受容体遮断薬/TA or βブロッカー/TA or β遮断剤/TA or β遮断薬/TA or β受容体遮断薬/TA	8,556
#11	(#7 or #8) and (#9 or #10)	5
#12	#11 and (RD= ランダム化比較試験 , 準ランダム化比較試験 , 比較研究)	0
#13	#11 and (ランダム化比較試験/TH or 疫学研究特性/TH or 疫学の研究デザイン/TH)	0
#14	#11 and (ランダム化/TA or 無作為化/TA or 疫学研究/TA or 疫学的研究/TA or 観察研究/TA or 縦断研究/TA or 後向き研究/TA or 症例対照研究/TA or 前向き研究/TA or コホート研究/TA or 追跡研究/TA or 断面研究/TA or 介入研究/TA or 実現可能性研究/TA or 双生児研究/TA or 多施設共同研究/TA or パイロットプロジェクト/TA or 標本調査/TA or 臨床試験/TA or 第I相試験/TA or 第II相試験/TA or 第III相試験/TA or 第IV相試験/TA or クロスオーバー研究/TA)	0
#15	#11 and (PT= 原著論文)	2
#16	#15 not #5	2
#17	#11 not (#5 or #16)	3

FCQ 2．RTHβにおいて抗甲状腺薬は推奨されるか？
検索日：2018年3月7日

PubMed

Search No	Search Strategy	Result
#01	"Thyroid Hormone Resistance Syndrome"[MH]	376
#02	Thyroid Hormone Resistance*[TIAB] OR Refetoff Syndrome*[TIAB] OR Refetoff DeWind DeGroot Syndrome*[TIAB] OR resistance to thyroid hormone*[TIAB]	832
#03	"Antithyroid Agents" [MH] OR "Antithyroid Agents"[PA]	14,319
#04	Antithyroid Agent*[TIAB] OR Thyroid Antagonist*[TIAB] OR Antithyroid Drug*[TIAB] OR Goitrogen*[TIAB] OR Antithyroid Effect*[TIAB] OR "3-hydroxy-4-pyridone"[TIAB] OR Carbimazole[TIAB] OR Chlorodiphenyl[TIAB] OR goitrin[TIAB] OR Methimazole[TIAB] OR Methylthiouracil[TIAB] OR Propylthiouracil[TIAB] OR Thiouracil[TIAB] OR thyroidin[TIAB]	12,683
#05	(#1 OR #2) AND (#3 OR #4)	64
#06	#5 AND 1968:2017[DP]	64
#07	#6 AND ("Cochrane Database Syst Rev"[TA] OR "Meta-Analysis"[PT] OR systematic[SB] OR "Guideline"[PT] OR "Guidelines as Topic"[MH] OR "Consensus"[MH] OR "Consensus Development Conferences as Topic"[MH] OR ((meta-analysis[TI] OR guideline*[TI] OR "systematic review"[TI] OR consensus[TI]) NOT Medline[SB]))	0
#08	#6 AND ("Review"[PT] OR ((review[TI] OR overview[TI]) NOT medline[SB]))	10
#09	#7 OR #8	10
#10	#6 AND ("Randomized Controlled Trial"[PT] OR "Randomized Controlled Trials as Topic"[MH] OR (random*[TIAB] NOT medline[SB]))	0
#11	#6 AND ("Clinical Study"[PT] OR "Clinical Studies as Topic"[MH] OR ((clinical trial*[TIAB] OR clinical stud*[TIAB] OR case control*[TIAB] OR case comparison*[TIAB] OR observational stud*[TIAB]) NOT medline[SB]))	0

#12	#6 AND ("Epidemiologic Research Design"[MH] OR "Study Characteristics"[PT] OR "Epidemiologic Study Characteristics"[MH] OR ((cohort*[TIAB] OR comparative stud*[TIAB] OR retrospective stud*[TIAB] OR prospective stud*[TIAB] OR longitudinal*[TIAB] OR control group*[TIAB]) NOT medline[SB]))	36
#13	(#10 OR #11 OR #12) NOT #9	33
#14	#6 NOT (#9 OR #13)	21

Cochrane library

Search No	Search Strategy	Result
#01	Thyroid Hormone Resistance*:ti,ab,kw OR Refetoff Syndrome*:ti,ab,kw OR Refetoff DeWind DeGroot Syndrome*:ti,ab,kw OR resistance to thyroid hormone*:ti,ab,kw	122
#02	Antithyroid Agent*:ti,ab,kw OR Thyroid Antagonist*:ti,ab,kw OR Antithyroid Drug*:ti,ab,kw OR Goitrogen*:ti,ab,kw OR Antithyroid Effect*:ti,ab,kw OR "3-hydroxy-4-pyridone":ti,ab,kw OR Carbimazole:ti,ab,kw OR Chlorodiphenyl:ti,ab,kw OR goitrin:ti,ab,kw OR Methimazole:ti,ab,kw OR Methylthiouracil:ti,ab,kw OR Propylthiouracil:ti,ab,kw OR Thiouracil:ti,ab,kw OR thyroid-in:ti,ab,kw	676
#03	#1 and #2	11
#04	#3 CDSR	5
#05	#3 CCRCT	6

医学中央雑誌

Search No	Search Strategy	Result
#01	甲状腺ホルモン不応症候群/TH	486
#02	甲状腺ホルモン不応症候群/TA or Refetoff 症候群/TA or レフェトフ症候群/TA or 全身性甲状腺ホルモン不応症/TA or 甲状腺ホルモン抵抗性症候群/TA or 甲状腺ホルモン不応症/TA	488
#03	抗甲状腺剤/TH	4,629
#04	抗甲状腺剤/TA or 甲状腺拮抗物質/TA or 抗甲状腺薬/TA or 甲状腺きっ抗剤/TA or 甲状腺腫誘発物質/TA or 甲状腺拮抗剤/TA	1,689
#05	(#1 or #2) and (#3 or #4)	33
#06	#5 and (RD= メタアナリシス, 診療ガイドライン)	0
#07	#5 and (メタアナリシス/TH or システマティックレビュー/TH or 診療ガイドライン/TH or メタアナリシス/TA or システマティックレビュー/TA or 診療ガイドライン/TA)	1
#08	#5 and (PT= 総説)	0
#09	#6 or #7 or #8	1
#10	#5 and (RD= ランダム化比較試験, 準ランダム化比較試験, 比較研究)	0
#11	#5 and (ランダム化比較試験/TH or 疫学研究特性/TH or 疫学的研究デザイン/TH)	1
#12	#5 and (ランダム化/TA or 無作為化/TA or 疫学研究/TA or 疫学的研究/TA or 観察研究/TA or 縦断研究/TA or 後向き研究/TA or 症例対照研究/TA or 前向き研究/TA or コホート研究/TA or 追跡研究/TA or 断面研究/TA or 介入研究/TA or 実現可能性研究/TA or 双生児研究/TA or 多施設共同研究/TA or パイロットプロジェクト/TA or 標本調査/TA or 臨床試験/TA or 第 I 相試験/TA or 第 II 相試験/TA or 第 III 相試験/TA or 第 IV 相試験/TA or クロスオーバー研究/TA)	1
#13	(#10 or #11 or #12) not #9	0
#14	#5 and (PT= 原著論文)	10
#15	#14 not (#9 or #13)	10
#16	#5 not (#9 or #13 or #15)	22

FCQ 3．RTHβにおいて甲状腺摘出術は推奨されるか？
検索日：2018年3月7日

PubMed

Search No	Search Strategy	Result
#01	"Thyroid Hormone Resistance Syndrome"[MH]	376
#02	Thyroid Hormone Resistance*[TIAB] OR Refetoff Syndrome*[TIAB] OR Refetoff DeWind DeGroot Syndrome*[TIAB] OR resistance to thyroid hormone*[TIAB]	832
#03	"Thyroidectomy"[MH]	20,665
#04	Thyroidectom*[TIAB] OR thyroid gland ablation*[TIAB]	17,938
#05	(#1 OR #2) AND (#3 OR #4)	45
#06	#5 AND 1968:2017[DP]	45

#07	#6 AND ("Cochrane Database Syst Rev"[TA] OR "Meta-Analysis"[PT] OR systematic[SB] OR "Guideline"[PT] OR "Guidelines as Topic"[MH] OR "Consensus"[MH] OR "Consensus Development Conferences as Topic"[MH] OR ((meta-analysis[TI] OR guideline*[TI] OR "systematic review"[TI] OR consensus[TI]) NOT Medline[SB]))	0
#08	#6 AND ("Review"[PT] OR ((review[TI] OR overview[TI]) NOT medline[SB]))	2
#09	#7 OR #8	2
#10	#6 AND ("Randomized Controlled Trial"[PT] OR "Randomized Controlled Trials as Topic"[MH] OR (random*[TIAB] NOT medline[SB]))	0
#11	#6 AND ("Clinical Study"[PT] OR "Clinical Studies as Topic"[MH] OR ((clinical trial*[TIAB] OR clinical stud*[TIAB] OR case control*[TIAB] OR case comparison*[TIAB] OR observational stud*[TIAB]) NOT medline[SB]))	0
#12	#6 AND ("Epidemiologic Research Design"[MH] OR "Study Characteristics"[PT] OR "Epidemiologic Study Characteristics"[MH] OR ((cohort*[TIAB] OR comparative stud*[TIAB] OR retrospective stud*[TIAB] OR prospective stud*[TIAB] OR longitudinal*[TIAB] OR control group*[TIAB]) NOT medline[SB]))	31
#13	(#10 OR #11 OR #12) NOT #9	31
#14	#6 NOT (#9 OR #13)	12

Cochrane library

Search No	Search Strategy	Result
#01	Thyroid Hormone Resistance*:ti,ab,kw OR Refetoff Syndrome*:ti,ab,kw OR Refetoff DeWind DeGroot Syndrome*:ti,ab,kw OR resistance to thyroid hormone*:ti,ab,kw	122
#02	Thyroidectom*:ti,ab,kw OR thyroid gland ablation*:ti,ab,kw	1,163
#03	#1 and #2	5
#04	#3 CDSR	1
#05	#3 CCRCT	4

医学中央雑誌

Search No	Search Strategy	Result
#01	甲状腺ホルモン不応症候群/TH	486
#02	甲状腺ホルモン不応症候群/TA or Refetoff症候群/TA or レフェトフ症候群/TA or 全身性甲状腺ホルモン不応症/TA or 甲状腺ホルモン抵抗性症候群/TA or 甲状腺ホルモン不応症/TA	488
#03	甲状腺切除/TH	5,758
#04	甲状腺切除/TA or 甲状腺摘出/TA or 甲状腺亜全摘/TA or 甲状腺除去/TA or 甲状腺全摘/TA or 甲状腺片葉切除/TA or 甲状腺摘除/TA	3,874
#05	(#1 or #2) and (#3 or #4)	12
#06	#5 and (RD= メタアナリシス, 診療ガイドライン)	0
#07	#5 and (メタアナリシス/TH or システマティックレビュー/TH or 診療ガイドライン/TH or メタアナリシス/TA or システマティックレビュー/TA or 診療ガイドライン/TA)	0
#08	#5 and (PT= 総説)	0
#09	#5 and (RD= ランダム化比較試験, 準ランダム化比較試験, 比較研究)	0
#10	#5 and (ランダム化比較試験/TH or 疫学研究特性/TH or 疫学的研究デザイン/TH)	0
#11	#5 and (ランダム化/TA or 無作為化/TA or 疫学研究/TA or 疫学的研究/TA or 観察研究/TA or 縦断研究/TA or 後向き研究/TA or 症例対照研究/TA or 前向き研究/TA or コホート研究/TA or 追跡研究/TA or 断面研究/TA or 介入研究/TA or 実現可能性研究/TA or 双生児研究/TA or 多施設共同研究/TA or パイロットプロジェクト/TA or 標本調査/TA or 臨床試験/TA or 第I相試験/TA or 第II相試験/TA or 第III相試験/TA or 第IV相試験/TA or クロスオーバー研究/TA)	0
#12	#5 and (PT= 原著論文)	3
#13	#5 not #12	9

FCQ 4. RTHβにおいて放射性ヨウ素内用療法は推奨されるか？
検索日：2018年3月7日

PubMed

Search No	Search Strategy	Result
#01	"Thyroid Hormone Resistance Syndrome"[MH]	376
#02	Thyroid Hormone Resistance*[TIAB] OR Refetoff Syndrome*[TIAB] OR Refetoff DeWind DeGroot Syndrome*[TIAB] OR resistance to thyroid hormone*[TIAB]	832
#05	"Iodine Radioisotopes/therapeutic use"[MH]	10,331
#06	radioiodine*[TIAB] OR Iodine Radioisotope*[TIAB]	8,140

#07	(#1 OR #2) AND (#3 OR #4)	23
#08	#5 AND 1968:2017[DP]	23
#07	#6 AND ("Cochrane Database Syst Rev"[TA] OR "Meta-Analysis"[PT] OR systematic[SB] OR "Guideline"[PT] OR "Guidelines as Topic"[MH] OR "Consensus"[MH] OR "Consensus Development Conferences as Topic"[MH] OR ((meta-analysis[TI] OR guideline*[TI] OR "systematic review"[TI] OR consensus[TI]) NOT Medline[SB]))	0
#08	#6 AND ("Review"[PT] OR ((review[TI] OR overview[TI]) NOT medline[SB]))	6
#09	#7 OR #8	6
#10	#6 AND ("Randomized Controlled Trial"[PT] OR "Randomized Controlled Trials as Topic"[MH] OR (random*[TIAB] NOT medline[SB]))	0
#11	#6 AND ("Clinical Study"[PT] OR "Clinical Studies as Topic"[MH] OR ((clinical trial*[TIAB] OR clinical stud*[TIAB] OR case control*[TIAB] OR case comparison*[TIAB] OR observational stud*[TIAB]) NOT medline[SB]))	0
#12	#6 AND ("Epidemiologic Research Design"[MH] OR "Study Characteristics"[PT] OR "Epidemiologic Study Characteristics"[MH] OR ((cohort*[TIAB] OR comparative stud*[TIAB] OR retrospective stud*[TIAB] OR prospective stud*[TIAB] OR longitudinal*[TIAB] OR control group*[TIAB]) NOT medline[SB]))	15
#13	(#10 OR #11 OR #12) NOT #9	14
#14	#6 NOT (#9 OR #13)	3

Cochrane library

Search No	Search Strategy	Result
#01	Thyroid Hormone Resistance*:ti,ab,kw OR Refetoff Syndrome*:ti,ab,kw OR Refetoff DeWind DeGroot Syndrome*:ti,ab,kw OR resistance to thyroid hormone*:ti,ab,kw	122
#02	radioiodine*:ti,ab,kw OR Iodine Radioisotope*:ti,ab,kw	984
#03	#1 and #2	6
#04	#3 CDSR	1
#05	#3 CCRCT	5

医学中央雑誌

Search No	Search Strategy	Result
#01	甲状腺ホルモン不応症候群/TH	486
#02	甲状腺ホルモン不応症候群/TA or Refetoff 症候群/TA or レフェトフ症候群/TA or 全身性甲状腺ホルモン不応症/TA or 甲状腺ホルモン抵抗性症候群/TA or 甲状腺ホルモン不応症/TA	488
#03	ヨウ素放射性同位体/TH and (SH= 治療的利用)	2,265
#04	放射線内用療法/TA or ヨウ素放射性同位体/TA	15
#05	(#1 or #2) and (#3 or #4)	1
#06	#5 and (RD= メタアナリシス , 診療ガイドライン)	0
#07	#5 and (メタアナリシス/TH or システマティックレビュー/TH or 診療ガイドライン/TH or メタアナリシス/TA or システマティックレビュー/TA or 診療ガイドライン/TA)	0
#08	#5 and (PT= 総説)	0
#09	#5 and (RD= ランダム化比較試験 , 準ランダム化比較試験 , 比較研究)	0
#10	#5 and (ランダム化比較試験/TH or 疫学研究特性/TH or 疫学的研究デザイン/TH)	0
#11	#5 and (ランダム化/TA or 無作為化/TA or 疫学研究/TA or 疫学的研究/TA or 観察研究/TA or 縦断研究/TA or 後ろ向き研究/TA or 症例対照研究/TA or 前向き研究/TA or コホート研究/TA or 追跡研究/TA or 断面研究/TA or 介入研究/TA or 実現可能性研究/TA or 双生児研究/TA or 多施設共同研究/TA or パイロットプロジェクト/TA or 標本調査/TA or 臨床試験/TA or 第 I 相試験/TA or 第 II 相試験/TA or 第 III 相試験/TA or 第 IV 相試験/TA or クロスオーバー研究/TA)	0
#12	#5 and (PT= 原著論文)	0
#13	#5	1

BCQ 1. RTHβ症例が妊娠した際の対処法は？

検索日：2018 年 3月7日

PubMed

Search No	Search Strategy	Result
#01	"Thyroid Hormone Resistance Syndrome"[MH]	376
#02	Thyroid Hormone Resistance*[TIAB] OR Refetoff Syndrome*[TIAB] OR Refetoff DeWind DeGroot Syndrome*[TIAB] OR resistance to thyroid hormone*[TIAB]	832
#03	"Pregnancy"[MH] OR "Pregnancy Complications"[MH] OR "Prenatal Diagnosis"[MH]	861,373

#04	pregnanc*[TIAB] OR Prenatal Diagnos*[TIAB]	405,245
#05	(#1 OR #2) AND (#3 OR #4)	48
#06	#5 AND 1968:2017[DP]	48
#07	#6 AND ("Cochrane Database Syst Rev"[TA] OR "Meta-Analysis"[PT] OR systematic[SB] OR "Guideline"[PT] OR "Guidelines as Topic"[MH] OR "Consensus"[MH] OR "Consensus Development Conferences as Topic"[MH] OR ((meta-analysis[TI] OR guideline*[TI] OR "systematic review"[TI] OR consensus[TI]) NOT Medline[SB]))	0
#08	#6 AND ("Review"[PT] OR ((review[TI] OR overview[TI]) NOT medline[SB]))	14
#09	#7 OR #8	14
#10	#6 AND ("Randomized Controlled Trial"[PT] OR "Randomized Controlled Trials as Topic"[MH] OR (random*[TIAB] NOT medline[SB]))	0
#11	#6 AND ("Clinical Study"[PT] OR "Clinical Studies as Topic"[MH] OR ((clinical trial*[TIAB] OR clinical stud*[TIAB] OR case control*[TIAB] OR case comparison*[TIAB] OR observational stud*[TIAB]) NOT medline[SB]))	0
#12	#6 AND ("Epidemiologic Research Design"[MH] OR "Study Characteristics"[PT] OR "Epidemiologic Study Characteristics"[MH] OR ((cohort*[TIAB] OR comparative stud*[TIAB] OR retrospective stud*[TIAB] OR prospective stud*[TIAB] OR longitudinal*[TIAB] OR control group*[TIAB]) NOT medline[SB]))	25
#13	(#10 OR #11 OR #12) NOT #9	25
#14	#6 NOT (#9 OR #13)	9

Cochrane library

Search No	Search Strategy	Result
#01	Thyroid Hormone Resistance*:ti,ab,kw OR Refetoff Syndrome*:ti,ab,kw OR Refetoff DeWind DeGroot Syndrome*:ti,ab,kw OR resistance to thyroid hormone*:ti,ab,kw	122
#02	pregnanc*:ti,ab,kw OR Prenatal Diagnos*:ti,ab,kw	35,881
#03	#1 and #2	14
#04	#3 CDSR	13
#05	#3 CCRCT	1

医学中央雑誌

Search No	Search Strategy	Result
#01	甲状腺ホルモン不応症候群/TH	486
#02	甲状腺ホルモン不応症候群/TA or Refetoff 症候群/TA or レフェトフ症候群/TA or 全身性甲状腺ホルモン不応症/TA or 甲状腺ホルモン抵抗性症候群/TA or 甲状腺ホルモン不応/TA	488
#03	妊娠/TH or 妊娠合併症/TH or 出生前診断/TH	178,141
#04	妊娠/TA or 妊婦/TA or 産婦/TA or 出生前診断/TA or 胎児診断/TA	170,269
#05	(#1 or #2) and (#3 or #4)	14
#06	#5 and (RD= メタアナリシス , 診療ガイドライン)	0
#07	#5 and (メタアナリシス/TH or システマティックレビュー/TH or 診療ガイドライン/TH or メタアナリシス/TA or システマティックレビュー/TA or 診療ガイドライン/TA)	1
#08	#5 and (PT= 総説)	0
#09	#5 and (RD= ランダム化比較試験 , 準ランダム化比較試験 , 比較研究)	0
#10	#5 and (ランダム化比較試験/TH or 疫学研究特性/TH or 疫学的研究デザイン/TH)	1
#11	#5 and (ランダム化/TA or 無作為化/TA or 疫学研究/TA or 疫学的研究/TA or 観察研究/TA or 縦断研究/TA or 後向き研究/TA or 症例対照研究/TA or 前向き研究/TA or コホート研究/TA or 追跡研究/TA or 断面研究/TA or 介入研究/TA or 実現可能性研究/TA or 双生児研究/TA or 多施設共同研究/TA or パイロットプロジェクト/TA or 標本調査/TA or 臨床試験/TA or 第 I 相試験/TA or 第 II 相試験/TA or 第 III 相試験/TA or 第 IV 相試験/TA or クロスオーバー研究/TA)	1
#12	(#10 or #11) not #7	0
#13	#5 and (PT= 原著論文)	3
#14	#13 not #7	3
#15	#5 not (#7 or #14)	10

BCQ 2. RTHβに注意欠如多動症を合併した際の対処法は？
検索日：2018年3月7日

PubMed

Search No	Search Strategy	Result
#01	"Thyroid Hormone Resistance Syndrome"[MH]	395

#02	Thyroid Hormone Resistance*[TIAB] OR Refetoff Syndrome*[TIAB] OR Refetoff DeWind DeGroot Syndrome*[TIAB] OR resistance to thyroid hormone*[TIAB]	868
#03	"Attention Deficit Disorder with Hyperactivity"[MH]	26,821
#04	Attention Deficit Disorder*[TIAB] OR Hyperactivit*[TIAB] OR Hyperkinetic Syndrome*[TIAB] OR ADDH[TIAB] OR Minimal Brain Dysfunction*[TIAB]	44,373
#05	(#1 OR #2) AND (#3 OR #4)	65
#06	#5 AND ("Meta-Analysis"[PT] OR "Meta-Analysis as Topic"[Mesh] OR "meta-analysis"[TIAB])	0
#07	#5 AND ("Cochrane Database Syst Rev"[TA] OR "Systematic Review"[PT] OR "Systematic Reviews as Topic"[Mesh] OR "systematic review"[TIAB])	0
#08	#5 AND ("Practice Guideline"[PT] OR "Practice Guidelines as Topic"[Mesh] OR "Consensus"[Mesh] OR "Consensus Development Conferences as Topic"[Mesh] OR "Consensus Development Conference"[PT] OR guideline*[TI] OR consensus[TI])	0
#09	#5 AND ("Review"[PT] OR (review[TI] NOT medline[SB]))	17
#10	#6 OR #7 OR #8 OR #9	17
#11	#5 AND ("Randomized Controlled Trial"[PT] OR "Randomized Controlled Trials as Topic"[Mesh] OR (random*[TIAB] NOT medline[SB]))	2
#12	#5 AND ("Clinical Trial"[PT] OR "Clinical Trials as Topic"[Mesh] OR ((clinical trial*[TIAB] OR case control*[TIAB] OR case comparison*[TIAB]) NOT medline[SB]))	3
#13	(#11 OR #12) NOT #10	3
#14	#5 AND ("Epidemiologic Methods"[Mesh] OR "Investigative Techniques"[MH] OR "Comparative Study"[PT] OR "Multicenter Study"[PT] OR ((cohort*[TIAB] OR comparative stud*[TIAB] OR follow-up*[TIAB] OR prospective stud*[TIAB] OR retrospective stud*[TIAB]) NOT medline[SB]))	33
#15	#14 NOT (#10 OR #13)	27

Cochrane library

Search No	Search Strategy	Result
#01	Thyroid Hormone Resistance*:ti,ab,kw OR Refetoff Syndrome*:ti,ab,kw OR Refetoff DeWind DeGroot Syndrome*:ti,ab,kw OR resistance to thyroid hormone*:ti,ab,kw	131
#02	Attention Deficit Disorder*:ti,ab,kw OR Hyperactivit*:ti,ab,kw OR Hyperkinetic Syndrome*:ti,ab,kw OR ADDH:ti,ab,kw OR Minimal Brain Dysfunction*:ti,ab,kw	6,626
#03	#1 and #2	7
#04	#3 CDSR	1
#05	#3 CCRCT	6

医学中央雑誌

Search No	Search Strategy	Result
#01	甲状腺ホルモン不応症候群/TH	512
#02	甲状腺ホルモン不応症候群/TA or Refetoff 症候群/TA or レフェトフ症候群/TA or 全身性甲状腺ホルモン不応症/TA or 甲状腺ホルモン抵抗性症候群/TA or 甲状腺ホルモン不応症/TA	510
#03	注意欠如多動症/TH	8,757
#04	注意欠如/TA or 多動症/TA or ADHD/TI or 活動過剰性注意集中障害/TA or 注意欠陥/TA or 多動性障害/TA or 注意欠損/TA or 多動障害/TA or 注意集中困難/TA or 多動性異常/TA or 注意不足/TA or 活動亢進症/TA or 最小脳機能不全/TA or 微細脳機能障害/TA or 微細脳損傷/TA	4,707
#05	(#1 or #2) and (#3 or #4)	2
#06	#5 and (メタアナリシス/TH or システマティックレビュー/TH or 診療ガイドライン/TH)	0
#07	#5 and (RD= メタアナリシス , 診療ガイドライン)	0
#08	#5 and (メタアナリシス/TA or システマティックレビュー/TA or 診療ガイドライン/TA)	0
#09	#6 or #7 or #8	0
#10	#5 and 介入研究/TH	0
#11	#5 and (RD= ランダム化比較試験 , 準ランダム化比較試験)	0
#12	#5 and (介入研究/TA or 臨床試験/TA or ランダム化比較試験/TA or 無作為化比較試験/TA or 第 I 相試験/TA or 第 II 相試験/TA or 第 III 相試験/TA or 第 IV 相試験/TA or 非劣性試験/TA or 同等性試験/TA or ランダム割付け/TA)	0
#13	#5 and 疫学的方法/TH	0
#14	#5 and (RD= 比較研究)	0
#15	#5 and (疫学研究/TA or 疫学的研究/TA or 実現可能性研究 [/TA or 双生児研究/TA or 多施設共同研究/TA or パイロットプロジェクト/TA or 標本調査/TA or 臨床研究/TA or 観察研究/TA or 縦断研究/TA or 後向き研究/TA or 後ろ向き研究/TA or 症例対照研究/TA or 前向き研究/TA or コホート研究/TA or 追跡研究/TA or 断面研究/TA or 比較研究/TA or クロスオーバー研究/TA)	0
#16	(#10 or #11 or #12 or #13 or #14 or #15) not #9	0
#17	#5 and (PT= 原著論文 , 総説)	2

#18	#17 not (#9 or #16)	2

BCQ 3．RTHβを合併したバセドウ病の治療目標は？

検索日：2018年3月7日

PubMed

Search No	Search Strategy	Result
#01	"Thyroid Hormone Resistance Syndrome"[MH]	376
#02	Thyroid Hormone Resistance*[TIAB] OR Refetoff Syndrome*[TIAB] OR Refetoff DeWind DeGroot Syndrome*[TIAB] OR resistance to thyroid hormone*[TIAB]	832
#03	"Graves Disease"[MH]	16,039
#04	Graves Disease*[TIAB] OR Basedow Disease*[TIAB] OR Basedow's Disease*[TIAB] OR Basedows Disease*[TIAB] OR Graves' Disease*[TIAB] OR Exophthalmic Goiter*[TIAB] OR Autoimmune Hyperthyroidism*[TIAB]	11,976
#05	(#1 OR #2) AND (#3 OR #4)	45
#06	#5 AND 1968:2017[DP]	45
#07	#6 AND ("Cochrane Database Syst Rev"[TA] OR "Meta-Analysis"[PT] OR systematic[SB] OR "Guideline"[PT] OR "Guidelines as Topic"[MH] OR "Consensus"[MH] OR "Consensus Development Conferences as Topic"[MH] OR ((meta-analysis[TI] OR guideline*[TI] OR "systematic review"[TI] OR consensus[TI]) NOT Medline[SB]))	0
#08	#6 AND ("Review"[PT] OR ((review[TI] OR overview[TI]) NOT medline[SB]))	10
#09	#7 OR #8	10
#10	#6 AND ("Randomized Controlled Trial"[PT] OR "Randomized Controlled Trials as Topic"[MH] OR (random*[TIAB] NOT medline[SB]))	0
#11	#6 AND ("Clinical Study"[PT] OR "Clinical Studies as Topic"[MH] OR ((clinical trial*[TIAB] OR clinical stud*[TIAB] OR case control*[TIAB] OR case comparison*[TIAB] OR observational stud*[TIAB]) NOT medline[SB]))	0
#12	#6 AND ("Epidemiologic Research Design"[MH] OR "Study Characteristics"[PT] OR "Epidemiologic Study Characteristics"[MH] OR ((cohort*[TIAB] OR comparative stud*[TIAB] OR retrospective stud*[TIAB] OR prospective stud*[TIAB] OR longitudinal*[TIAB] OR control group*[TIAB]) NOT medline[SB]))	21
#13	(#10 OR #11 OR #12) NOT #9	21
#14	#6 NOT (#9 OR #13)	14

Cochrane library

Search No	Search Strategy	Result
#01	Thyroid Hormone Resistance*:ti,ab,kw OR Refetoff Syndrome*:ti,ab,kw OR Refetoff DeWind DeGroot Syndrome*:ti,ab,kw OR resistance to thyroid hormone*:ti,ab,kw	122
#02	Graves Disease*:ti,ab,kw OR Basedow Disease*:ti,ab,kw OR Basedow's Disease*:ti,ab,kw OR Basedows Disease*:ti,ab,kw OR Graves' Disease*:ti,ab,kw OR Exophthalmic Goiter*:ti,ab,kw OR Autoimmune Hyperthyroidism*:ti,ab,kw	1,124
#03	#1 and #2	7
#04	#3 CDSR	4
#05	#3 CCRCT	3

医学中央雑誌

Search No	Search Strategy	Result
#01	甲状腺ホルモン不応症候群/TH	486
#02	甲状腺ホルモン不応症候群/TA or Refetoff 症候群/TA or レフェトフ症候群/TA or 全身性甲状腺ホルモン不応症/TA or 甲状腺ホルモン抵抗性症候群/TA or 甲状腺ホルモン不応症/TA	488
#03	Graves 病/TH	12,355
#04	Graves 病/TA or Basedow 病/TA or グレーブス病/TA or バセドウ病/TA or 眼球突出性甲状腺腫/TA or "Basedow Disease"/TA or "Basedow's Disease"/TA or "Basedows Disease"/TA or "Exophthalmic Goiter"/TA or "Grave Disease"/TA or "Graves Disease"/TA or "Graves' Disease"/TA or Graves 氏病/TA or "Parry Disease"/TA or "Parry's Disease"/TA or Parry 病/TA or グレーヴス病/TA or グレーヴズ病/TA or バーゼドー病/TA or バセドー病/TA or パリー病/TA or 浸潤性眼障害/TA	10,766
#05	(#1 or #2) and (#3 or #4)	50
#06	#5 and (RD= メタアナリシス , 診療ガイドライン)	0
#07	#5 and (メタアナリシス/TH or システマティックレビュー/TH or 診療ガイドライン/TH or メタアナリシス/TA or システマティックレビュー/TA or 診療ガイドライン/TA)	2
#08	#5 and (PT= 総説)	0

#09	#5 and (RD= ランダム化比較試験 , 準ランダム化比較試験 , 比較研究)	1
#10	#5 and (ランダム化比較試験/TH or 疫学研究特性/TH or 疫学的研究デザイン/TH)	1
#11	#5 and (ランダム化/TA or 無作為化/TA or 疫学研究/TA or 疫学的研究/TA or 観察研究/TA or 縦断研究/TA or 後向き研究/TA or 症例対照研究/TA or 前向き研究/TA or コホート研究/TA or 追跡研究/TA or 断面研究/TA or 介入研究/TA or 実現可能性研究/TA or 双生児研究/TA or 多施設共同研究/TA or パイロットプロジェクト/TA or 標本調査/TA or 臨床試験/TA or 第I相試験/TA or 第II相試験/TA or 第III相試験/TA or 第IV相試験/TA or クロスオーバー研究/TA)	1
#12	#7 or #9 or #10 or #11	3
#13	#5 and (PT= 原著論文)	15
#14	#13 not #12	14
#15	#5 not (#12 or #14)	33

BCQ 4．RTHβに（他の原因による）甲状腺機能低下症を合併した際の治療目標は？
検索日：2018年3月7日

PubMed

Search No	Search Strategy	Result
#01	"Thyroid Hormone Resistance Syndrome"[MH]	376
#02	Thyroid Hormone Resistance*[TIAB] OR Refetoff Syndrome*[TIAB] OR Refetoff DeWind DeGroot Syndrome*[TIAB] OR resistance to thyroid hormone*[TIAB]	832
#03	"Hypothyroidism"[MH]	31,038
#04	"Thyroiditis, Autoimmune"[MH]	8,991
#05	Hypothyroidism*[TIAB] OR Thyroid-Stimulating Hormone Deficienc*[TIAB] OR Thyroid-Stimulating Hormone Deficienc*[TIAB] OR TSH Deficienc*[TIAB] OR Autoimmune Thyroiditides*[TIAB] OR Hashimoto's Disease*[TIAB] OR Hashimotos Disease*[TIAB] OR Hashimoto Thyroiditis*[TIAB] OR Hashimoto's Thyroiditis*[TIAB]	33,120
#06	(#1 OR #2) AND (#3 OR #4 OR #5)	196
#07	#6 AND 1968:2017[DP]	196
#08	#6 AND ("Cochrane Database Syst Rev"[TA] OR "Meta-Analysis"[PT] OR systematic[SB] OR "Guideline"[PT] OR "Guidelines as Topic"[MH] OR "Consensus"[MH] OR "Consensus Development Conferences as Topic"[MH] OR ((meta-analysis[TI] OR guideline*[TI] OR "systematic review"[TI] OR consensus[TI]) NOT Medline[SB]))	0
#09	#6 AND ("Review"[PT] OR ((review[TI] OR overview[TI]) NOT medline[SB]))	61
#10	#8 OR #9	61
#11	#7 AND ("Randomized Controlled Trial"[PT] OR "Randomized Controlled Trials as Topic"[MH] OR (random*[TIAB] NOT medline[SB]))	1
#12	#7 AND ("Clinical Study"[PT] OR "Clinical Studies as Topic"[MH] OR ((clinical trial*[TIAB] OR clinical stud*[TIAB] OR case control*[TIAB] OR case comparison*[TIAB] OR observational stud*[TIAB]) NOT medline[SB]))	3
#13	#7 AND ("Epidemiologic Research Design"[MH] OR "Study Characteristics"[PT] OR "Epidemiologic Study Characteristics"[MH] OR ((cohort*[TIAB] OR comparative stud*[TIAB] OR retrospective stud*[TIAB] OR prospective stud*[TIAB] OR longitudinal*[TIAB] OR control group*[TIAB]) NOT medline[SB]))	69
#14	(#11 OR #12 OR #13) NOT #10	65
#15	#7 NOT (#10 OR #14)	70

Cochrane library

Search No	Search Strategy	Result
#01	Thyroid Hormone Resistance*:ti,ab,kw OR Refetoff Syndrome*:ti,ab,kw OR Refetoff DeWind DeGroot Syndrome*:ti,ab,kw OR resistance to thyroid hormone*:ti,ab,kw	122
#02	Hypothyroidism*:ti,ab,kw OR Thyroid-Stimulating Hormone Deficienc*:ti,ab,kw OR Thyroid-Stimulating Hormone Deficienc*:ti,ab,kw OR TSH Deficienc*:ti,ab,kw OR Autoimmune Thyroiditides*:ti,ab,kw OR Hashimoto's Disease*:ti,ab,kw OR Hashimotos Disease*:ti,ab,kw OR Hashimoto Thyroiditis*:ti,ab,kw OR Hashimoto's Thyroiditis*:ti,ab,kw	1,487
#03	#1 and #2	23
#04	#3 CDSR	4
#05	#3 CCRCT	19

医学中央雑誌

Search No	Search Strategy	Result
#01	甲状腺ホルモン不応症候群/TH	486

#02	甲状腺ホルモン不応症症候群/TA or Refetoff 症候群/TA or レフェトフ症候群/TA or 全身性甲状腺ホルモン不応症/TA or 甲状腺ホルモン抵抗性症候群/TA or 甲状腺ホルモン不応症/TA	488
#03	甲状腺機能低下症/TH or 甲状腺炎~自己免疫性/TH	14,249
#04	甲状腺機能低下/TA or 甲状腺機能不全/TA or 甲状腺低下/TA or 甲状腺不全/TA or リンパ球性甲状腺炎/TA or 自己免疫性甲状腺炎/TA or リンパ球甲状腺炎/TA or リンパ腫性甲状腺炎/TA or リンパ性甲状腺炎/TA or 慢性甲状腺炎/TA or 橋本病/TA	16,278
#05	(#1 or #2) and (#3 or #4)	88
#06	#5 and (RD= メタアナリシス, 診療ガイドライン)	0
#07	#5 and (メタアナリシス/TH or システマティックレビュー/TH or 診療ガイドライン/TH or メタアナリシス/TA or システマティックレビュー/TA or 診療ガイドライン/TA)	2
#08	#5 and (PT= 総説)	2
#09	#5 and (RD= ランダム化比較試験, 準ランダム化比較試験, 比較研究)	1
#10	#5 and (ランダム化比較試験/TH or 疫学研究特性/TH or 疫学的研究デザイン/TH)	1
#11	#5 and (ランダム化/TA or 無作為化/TA or 疫学研究/TA or 疫学的研究/TA or 観察研究/TA or 縦断研究/TA or 後向き研究/TA or 症例対照研究/TA or 前向き研究/TA or コホート研究/TA or 追跡研究/TA or 断面研究/TA or 介入研究/TA or 実現可能性研究/TA or 双生児研究/TA or 多施設共同研究/TA or パイロットプロジェクト/TA or 標本調査/TA or 臨床試験/TA or 第 I 相試験/TA or 第 II 相試験/TA or 第 III 相試験/TA or 第 IV 相試験/TA or クロスオーバー研究/TA)	1
#12	#7 or #8 or #9 or #10 or #11	5
#13	#5 and (PT= 原著論文)	19
#14	#13 not #12	18
#15	#5 not (#12 or #14)	65

BCQ 5．RTHβ症例が甲状腺分化がん術後 TSH 抑制療法の適応になった際の治療目標は？
検索日：2018 年 3 月 7 日

PubMed

Search No	Search Strategy	Result
#01	"Thyroid Hormone Resistance Syndrome"[MH]	376
#02	Thyroid Hormone Resistance*[TIAB] OR Refetoff Syndrome*[TIAB] OR Refetoff DeWind DeGroot Syndrome*[TIAB] OR resistance to thyroid hormone*[TIAB]	832
#03	"Thyroid Neoplasms"[MH]	47,408
#04	Thyroid Neoplasm*[TIAB] OR Thyroid Carcinoma*[TIAB] OR Thyroid Cancer*[TIAB] OR Thyroid Adenoma*[TIAB]	35,758
#05	(#1 OR #2) AND (#3 OR #4)	39
#06	#5 AND 1968:2017[DP]	39
#07	#6 AND ("Cochrane Database Syst Rev"[TA] OR "Meta-Analysis"[PT] OR systematic[SB] OR "Guideline"[PT] OR "Guidelines as Topic"[MH] OR "Consensus"[MH] OR "Consensus Development Conferences as Topic"[MH] OR ((meta-analysis[TI] OR guideline*[TI] OR "systematic review"[TI] OR consensus[TI]) NOT Medline[SB]))	0
#08	#6 AND ("Review"[PT] OR ((review[TI] OR overview[TI]) NOT medline[SB]))	18
#09	#7 OR #8	18
#10	#6 AND ("Randomized Controlled Trial"[PT] OR "Randomized Controlled Trials as Topic"[MH] OR (random*[TIAB] NOT medline[SB]))	0
#11	#6 AND ("Clinical Study"[PT] OR "Clinical Studies as Topic"[MH] OR ((clinical trial*[TIAB] OR clinical stud*[TIAB] OR case control*[TIAB] OR case comparison*[TIAB] OR observational stud*[TIAB]) NOT medline[SB]))	0
#12	#6 AND ("Epidemiologic Research Design"[MH] OR "Study Characteristics"[PT] OR "Epidemiologic Study Characteristics"[MH] OR ((cohort*[TIAB] OR comparative stud*[TIAB] OR retrospective stud*[TIAB] OR prospective stud*[TIAB] OR longitudinal*[TIAB] OR control group*[TIAB]) NOT medline[SB]))	13
#13	(#10 OR #11 OR #12) NOT #9	10
#14	#6 NOT (#9 OR #13)	11

Cochrane library

Search No	Search Strategy	Result
#01	Thyroid Hormone Resistance*:ti,ab,kw OR Refetoff Syndrome*:ti,ab,kw OR Refetoff DeWind DeGroot Syndrome*:ti,ab,kw OR resistance to thyroid hormone*:ti,ab,kw	122
#02	Thyroid Neoplasm*:ti,ab,kw OR Thyroid Carcinoma*:ti,ab,kw OR Thyroid Cancer*:ti,ab,kw OR Thyroid Adenoma*:ti,ab,kw	1,542

#03	#1 and #2	19
#04	#3 CDSR	8
#05	#3 CCRCT	11

医学中央雑誌

Search No	Search Strategy	Result
#01	甲状腺ホルモン不応症候群/TH	486
#02	甲状腺ホルモン不応症候群/TA or Refetoff 症候群/TA or レフェトフ症候群/TA or 全身性甲状腺ホルモン不応症/TA or 甲状腺ホルモン抵抗性症候群/TA or 甲状腺ホルモン不応症/TA	488
#03	甲状腺腫瘍/TH	25,877
#04	甲状腺腫瘍/TA or 甲状腺がん/TA or 甲状腺ガン/TA or 甲状腺癌/TA or 甲状腺原発/TA or 甲状腺重複がん/TA or 甲状腺重複ガン/TA or 甲状腺新生物/TA or 甲状腺低分化がん/TA or 甲状腺低分化ガン/TA or 甲状腺低分化癌/TA or 甲状腺分化がん/TA or 甲状腺分化ガン/TA or 甲状腺分化癌/TA	15,821
#05	(#1 or #2) and (#3 or #4)	22
#06	#5 and (RD= メタアナリシス , 診療ガイドライン)	0
#07	#5 and (メタアナリシス/TH or システマティックレビュー/TH or 診療ガイドライン/TH or メタアナリシス/TA or システマティックレビュー/TA or 診療ガイドライン/TA)	1
#08	#5 and (PT= 総説)	0
#09	#5 and (RD= ランダム化比較試験 , 準ランダム化比較試験 , 比較研究)	0
#10	#5 and (ランダム化比較試験/TH or 疫学研究特性/TH or 疫学的研究デザイン/TH)	1
#11	#5 and (ランダム化/TA or 無作為化/TA or 疫学研究/TA or 疫学的研究/TA or 観察研究/TA or 縦断研究/TA or 後向き研究/TA or 症例対照研究/TA or 前向き研究/TA or コホート研究/TA or 追跡研究/TA or 断面研究/TA or 介入研究/TA or 実現可能性研究/TA or 双生児研究/TA or 多施設共同研究/TA or パイロットプロジェクト/TA or 標本調査/TA or 臨床試験/TA or 第 I 相試験/TA or 第 II 相試験/TA or 第 III 相試験/TA or 第 IV 相試験/TA or クロスオーバー研究/TA)	1
#12	#7 or #10 or #11	1
#13	#5 and (PT= 原著論文)	2
#14	#13 not #12	2
#15	#5 not (#12 or #14)	19

Column 1. RTHβにおける TRIAC 使用研究

検索日：2018 年 3 月 7 日

PubMed

Search No	Search Strategy	Result
#01	"Thyroid Hormone Resistance Syndrome"[MH]	376
#02	Thyroid Hormone Resistance*[TIAB] OR Refetoff Syndrome*[TIAB] OR Refetoff DeWind DeGroot Syndrome*[TIAB] OR resistance to thyroid hormone*[TIAB]	832
#03	"3,3',5-triiodothyroacetic acid" [Supplementary Concept]	208
#04	"3,3',5-triiodothyroacetic acid"[TIAB] OR tiratricol[TIAB] OR "3,5,3'-triiodothyroacetic acid"[TIAB] OR Triac[TIAB] OR Triacana[TIAB] OR "3,5-diiodo-3'-isopropylthyroacetic acid"[TIAB] OR Téatrois[TIAB]	272
#05	(#1 OR #2) AND (#3 OR #4)	39
#06	#5 AND 1968:2017[DP]	39
#07	#6 AND ("Cochrane Database Syst Rev"[TA] OR "Meta-Analysis"[PT] OR systematic[SB] OR "Guideline"[PT] OR "Guidelines as Topic"[MH] OR "Consensus"[MH] OR "Consensus Development Conferences as Topic"[MH] OR ((meta-analysis[TI] OR guideline*[TI] OR "systematic review"[TI] OR consensus[TI]) NOT Medline[SB]))	0
#08	#6 AND ("Review"[PT] OR ((review[TI] OR overview[TI]) NOT medline[SB]))	8
#09	#7 OR #8	8
#10	#6 AND ("Randomized Controlled Trial"[PT] OR "Randomized Controlled Trials as Topic"[MH] OR (random*[TIAB] NOT medline[SB]))	0
#11	#6 AND ("Clinical Study"[PT] OR "Clinical Studies as Topic"[MH] OR ((clinical trial*[TIAB] OR clinical stud*[TIAB] OR case control*[TIAB] OR case comparison*[TIAB] OR observational stud*[TIAB]) NOT medline[SB]))	0
#12	#6 AND ("Epidemiologic Research Design"[MH] OR "Study Characteristics"[PT] OR "Epidemiologic Study Characteristics"[MH] OR ((cohort*[TIAB] OR comparative stud*[TIAB] OR retrospective stud*[TIAB] OR prospective stud*[TIAB] OR longitudinal*[TIAB] OR control group*[TIAB]) NOT medline[SB]))	22
#13	(#10 OR #11 OR #12) NOT #9	21

#14	#6 NOT (#9 OR #13)	10

Cochrane library
該当なし

医学中央雑誌

Search No	Search Strategy	Result
#01	甲状腺ホルモン不応症候群/TH	486
#02	甲状腺ホルモン不応症候群/TA or Refetoff 症候群/TA or レフェトフ症候群/TA or 全身性甲状腺ホルモン不応症/TA or 甲状腺ホルモン抵抗性症候群/TA or 甲状腺ホルモン不応症/TA	488
#03	Tiratricol/TH	25
#04	Tiratricol/TA or チラトリコール/TA or "Triiodothyroacetic Acid"/TA or トリヨードチロ酢酸/TA or "Isopropylthyroacetic Acid"/TA or "diiodobenzeneacetic Acid"/TA or TRIAC/TA or Teatrois/TA or Triacana/TA or トリアカナ/TA or トリアック/TA or トリヨードチロ酢酸/TA	419
#05	(#1 or #2) and (#3 or #4)	18
#06	#5 and (RD= メタアナリシス , 診療ガイドライン)	0
#07	#5 and (メタアナリシス/TH or システマティックレビュー/TH or 診療ガイドライン/TH or メタアナリシス/TA or システマティックレビュー/TA or 診療ガイドライン/TA)	0
#08	#5 and (PT= 総説)	0
#10	#5 and (RD= ランダム化比較試験 , 準ランダム化比較試験 , 比較研究)	0
#11	#5 and (ランダム化比較試験/TH or 疫学研究特性/TH or 疫学的研究デザイン/TH)	0
#12	#5 and (ランダム化/TA or 無作為化/TA or 疫学研究/TA or 疫学的研究/TA or 観察研究/TA or 縦断研究/TA or 後向き研究/TA or 症例対照研究/TA or 前向き研究/TA or コホート研究/TA or 追跡研究/TA or 断面研究/TA or 介入研究/TA or 実現可能性研究/TA or 双生児研究/TA or 多施設共同研究/TA or パイロットプロジェクト/TA or 標本調査/TA or 臨床試験/TA or 第 I 相試験/TA or 第 II 相試験/TA or 第 III 相試験/TA or 第 IV 相試験/TA or クロスオーバー研究/TA)	0
#13	#5 and (PT= 原著論文)	2
#14	#5 not #13	16

Column 2．RTHβにおけるブロモクリプチン製剤使用研究
検索日：2018年3月7日

PubMed

Search No	Search Strategy	Result
#01	"Thyroid Hormone Resistance Syndrome"[MH]	376
#02	Thyroid Hormone Resistance*[TIAB] OR Refetoff Syndrome*[TIAB] OR Refetoff DeWind DeGroot Syndrome*[TIAB] OR resistance to thyroid hormone*[TIAB]	832
#03	"Bromocriptine" [MH] OR "cabergoline" [Supplementary Concept]	7,675
#04	Bromocriptine[TIAB] OR "2 Bromo alpha ergokryptine"[TIAB] OR Bromocryptin[TIAB] OR "2 Bromoergokryptine"[TIAB] OR Bromocriptin[TIAB] OR "2 Bromoergocryptine"[TIAB] OR "2 Bromo alpha ergocryptine"[TIAB] OR "CB 154"[TIAB] OR CB154[TIAB] OR Parlodel[TIAB] OR "2 Bromoergocryptine Mesylate"[TIAB] OR "Bromocriptine Mesylate"[TIAB] OR "2 Bromoergocryptine Methanesulfonate"[TIAB] OR cabergoline[TIAB] OR "1-((6-allylergolin-8beta -yl)carbonyl)-1-(3-(dimethylamino)propyl)-3-ethylurea"[TIAB] OR Galastop[TIAB] OR "FCE 21336"[TIAB] OR Cabaser*[TIAB] OR Dostinex[TIAB] OR "cabergoline diphosphate"[TIAB] OR "1-ethyl-2-(3'-dimethylaminopropyl)-3-(6'-allylergoline-8'-beta-carbonyl)urea diphosphate"[-TIAB]	8,302
#05	(#1 OR #2) AND (#3 OR #4)	22
#06	#5 AND 1968:2017[DP]	22
#07	#6 AND ("Cochrane Database Syst Rev"[TA] OR "Meta-Analysis"[PT] OR systematic[SB] OR "Guideline"[PT] OR "Guidelines as Topic"[MH] OR "Consensus"[MH] OR "Consensus Development Conferences as Topic"[MH] OR ((meta-analysis[TI] OR guideline*[TI] OR "systematic review"[TI] OR consensus[TI]) NOT Medline[SB]))	0
#08	#6 AND ("Review"[PT] OR ((review[TI] OR overview[TI]) NOT medline[SB]))	3
#09	#7 OR #8	3
#10	#6 AND ("Randomized Controlled Trial"[PT] OR "Randomized Controlled Trials as Topic"[MH] OR (random*[TIAB] NOT medline[SB]))	0
#11	#6 AND ("Clinical Study"[PT] OR "Clinical Studies as Topic"[MH] OR ((clinical trial*[TIAB] OR clinical stud*[TIAB] OR case control*[TIAB] OR case comparison*[TIAB] OR observational stud*[TIAB]) NOT medline[SB]))	1

#12	#6 AND ("Epidemiologic Research Design"[MH] OR "Study Characteristics"[PT] OR "Epidemiologic Study Characteristics"[MH] OR ((cohort*[TIAB] OR comparative stud*[TIAB] OR retrospective stud*[TIAB] OR prospective stud*[TIAB] OR longitudinal*[TIAB] OR control group*[TIAB]) NOT medline[SB]))	15
#13	(#10 OR #11 OR #12) NOT #9	15
#14	#6 NOT (#9 OR #13)	4

Cochrane library

Search No	Search Strategy	Result
#01	Thyroid Hormone Resistance*:ti,ab,kw OR Refetoff Syndrome*:ti,ab,kw OR Refetoff DeWind DeGroot Syndrome*:ti,ab,kw OR resistance to thyroid hormone*:ti,ab,kw	122
#02	Bromocriptine:ti,ab,kw OR "2 Bromo alpha ergokryptine":ti,ab,kw OR Bromocryptin:ti,ab,kw OR "2 Bromoergokryptine":ti,ab,kw OR Bromocriptin:ti,ab,kw OR "2 Bromoergocryptine":ti,ab,kw OR "2 Bromo alpha ergocryptine":ti,ab,kw OR "CB 154":ti,ab,kw OR CB154:ti,ab,kw OR Parlodel:ti,ab,kw OR "2 Bromoergocryptine Mesylate":ti,ab,kw OR "Bromocriptine Mesylate":ti,ab,kw OR "2 Bromoergocryptine Methanesulfonate":ti,ab,kw OR cabergoline:ti,ab,kw OR "1-((6-allylergolin-8beta-yl)carbonyl)-1-(3-(dimethylamino)propyl)-3-ethylurea":ti,ab,kw OR Galastop:ti,ab,kw OR "FCE 21336":ti,ab,kw OR Cabaser*:ti,ab,kw OR Dostinex:ti,ab,kw OR "cabergoline diphosphate":ti,ab,kw OR "1-ethyl-2-(3'-dimethylaminopropyl)-3-(6'-allylergoline-8'-beta-carbonyl)urea diphosphate":ti,ab,kw	1,126
#03	#1 and #2	2
#04	#3 CDSR	2
#05	#3 CCRCT	0

医学中央雑誌

Search No	Search Strategy	Result
#01	甲状腺ホルモン不応症候群/TH	486
#02	甲状腺ホルモン不応症候群/TA or Refetoff 症候群/TA or レフェトフ症候群/TA or 全身性甲状腺ホルモン不応症/TA or 甲状腺ホルモン抵抗性症候群/TA or 甲状腺ホルモン不応症/TA	488
#03	Bromocriptine/TH or cabergoline/TH	2,390
#04	Bromocriptine/TA or ブロモクリプチン/TA or "2-Bromo-alpha-ergocryptine"/TA or "2-Bromo-alpha-ergokryptine"/TA or "2-Bromo-α-ergokryptine"/TA or "2-Bromoergocryptine"/TA or "2-Bromoergokryptine"/TA or "2-ブロモエルゴクリプチン"/TA or Bromocriptin/TA or Bromocryptin/TA or CB-154/TA or CB154/TA or Corpadel/TA or Deparo/TA or Erenant/TA or Melen/TA or NSC-169744/TA or Padoparine/TA or Palolactin/TA or Parlodel/TA or Upnol-B/TA or アップノールB/TA or エレナント/TA or コーパデル/TA or デパロ/TA or パーロデル/TA or パドパリン/TA or パロラクチン/TA or cabergoline/TA or カベルゴリン/TA or "1-((6-allylergolin-8Beta-yl)carbonyl)-1-(3-(dimethylamino)propyl)-3-ethylurea"/TA or "1-[(6-Allylergolin-8β-yl)Carbonyl]-1-[3-(Dimethyl-amino)Propyl]-3-Ethylurea"/TA or "1-ethyl-2-(3'-dimethylaminopropyl)-3-(6'-allylergoline-8'-Beta-carbonyl)urea diphosphate"/TA or "CG 101"/TA or CG101/TA or Cabaser/TA or Cabaseril/TA or Dostinex/TA or "FCE 21336"/TA or FCE21336/TA or Galastop/TA or "cabergoline diphosphate"/TA or カバサール/TA	2,479
#05	(#1 or #2) and (#3 or #4)	11
#06	#5 and (RD= メタアナリシス，診療ガイドライン)	0
#07	#5 and (メタアナリシス/TH or システマティックレビュー/TH or 診療ガイドライン/TH or メタアナリシス/TA or システマティックレビュー/TA or 診療ガイドライン/TA)	0
#08	#5 and (PT= 総説)	0
#09	#5 and (RD= ランダム化比較試験，準ランダム化比較試験，比較研究)	0
#10	#5 and (ランダム化比較試験/TH or 疫学研究特性/TH or 疫学的研究デザイン/TH)	0
#11	#5 and (ランダム化/TA or 無作為化/TA or 疫学研究/TA or 疫学の研究/TA or 観察研究/TA or 縦断研究/TA or 後向き研究/TA or 症例対照研究/TA or 前向き研究/TA or コホート研究/TA or 追跡研究/TA or 断面研究/TA or 介入研究/TA or 実現可能性研究/TA or 双生児研究/TA or 多施設共同研究/TA or パイロットプロジェクト/TA or 標本調査/TA or 臨床試験/TA or 第 I 相試験/TA or 第 II 相試験/TA or 第 III 相試験/TA or 第 IV 相試験/TA or クロスオーバー研究/TA)	0
#12	#5 and (PT= 原著論文)	3
#13	#5 not #12	8

Column 3. RTHβにおけるソマトスタチンアナログ製剤使用研究

検索日：2018年3月7日

PubMed

Search No	Search Strategy	Result
#01	"Thyroid Hormone Resistance Syndrome"[MH]	376
#02	Thyroid Hormone Resistance*[TIAB] OR Refetoff Syndrome*[TIAB] OR Refetoff DeWind DeGroot Syndrome*[TIAB] OR resistance to thyroid hormone*[TIAB]	832
#03	"Somatostatin" [MH]	18,493
#04	Somatostatin*[TIAB] OR SRIH-14*[TIAB] OR Somatotropin Release Inhibiting Factor*[TIAB] OR Somatotropin Release Inhibiting Hormone*[TIAB] OR Stilamin*[TIAB] OR Somatofalk*[TIAB]	28,526
#05	(#1 OR #2) AND (#3 OR #4)	27
#06	#5 AND 1968:2017[DP]	27
#07	#6 AND ("Cochrane Database Syst Rev"[TA] OR "Meta-Analysis"[PT] OR systematic[SB] OR "Guideline"[PT] OR "Guidelines as Topic"[MH] OR "Consensus"[MH] OR "Consensus Development Conferences as Topic"[MH] OR ((meta-analysis[TI] OR guideline*[TI] OR "systematic review"[TI] OR consensus[TI]) NOT Medline[SB]))	1
#08	#6 AND ("Review"[PT] OR ((review[TI] OR overview[TI]) NOT medline[SB]))	8
#09	#7 OR #8	9
#10	#6 AND ("Randomized Controlled Trial"[PT] OR "Randomized Controlled Trials as Topic"[MH] OR (random*[TIAB] NOT medline[SB]))	0
#11	#6 AND ("Clinical Study"[PT] OR "Clinical Studies as Topic"[MH] OR ((clinical trial*[TIAB] OR clinical stud*[TIAB] OR case control*[TIAB] OR case comparison*[TIAB] OR observational stud*[TIAB]) NOT medline[SB]))	0
#12	#6 AND ("Epidemiologic Research Design"[MH] OR "Study Characteristics"[PT] OR "Epidemiologic Study Characteristics"[MH] OR ((cohort*[TIAB] OR comparative stud*[TIAB] OR retrospective stud*[TIAB] OR prospective stud*[TIAB] OR longitudinal*[TIAB] OR control group*[TIAB]) NOT medline[SB]))	10
#13	(#10 OR #11 OR #12) NOT #9	9
#14	#6 NOT (#9 OR #13)	9

Cochrane library

該当なし

医学中央雑誌

Search No	Search Strategy	Result
#01	甲状腺ホルモン不応症候群/TH	486
#02	甲状腺ホルモン不応症候群/TA or Refetoff 症候群/TA or レフェトフ症候群/TA or 全身性甲状腺ホルモン不応症/TA or 甲状腺ホルモン抵抗性症候群/TA or 甲状腺ホルモン不応症/TA	488
#03	Somatostatin/TH	4,961
#04	Somatostatin/TA or "Somatotropin Release-Inhibiting Hormone"/TA or ソマトスタチン/TA or 成長ホルモン放出抑制ホルモン/TA or GH-RIF/TA or "Growth Hormone Release-Inhibiting Factor"/TA or SRIF/TA or SRIH/TA or Somatofalk/TA or "Somatotropin Release Inhibiting Factor"/TA or "Somatotropin Release Inhibiting Hormone"/TA or Stilamin/TA or ソマトトロピン放出抑制因子/TA or 成長ホルモン放出抑制因子/TA	3,796
#05	(#1 or #2) and (#3 or #4)	8
#06	#5 and (RD= メタアナリシス , 診療ガイドライン)	0
#07	#5 and (メタアナリシス/TH or システマティックレビュー/TH or 診療ガイドライン/TH or メタアナリシス/TA or システマティックレビュー/TA or 診療ガイドライン/TA)	0
#08	#5 and (PT= 総説)	0
#09	#5 and (RD= ランダム化比較試験 , 準ランダム化比較試験 , 比較研究)	0
#10	#5 and (ランダム化比較試験/TH or 疫学研究特性/TH or 疫学の研究デザイン/TH)	0
#11	#5 and (ランダム化/TA or 無作為化/TA or 疫学研究/TA or 疫学的研究/TA or 観察研究/TA or 縦断研究/TA or 後向き研究/TA or 症例対照研究/TA or 前向き研究/TA or コホート研究/TA or 追跡研究/TA or 断面研究/TA or 介入研究/TA or 実現可能性研究/TA or 双生児研究/TA or 多施設共同研究/TA or パイロットプロジェクト/TA or 標本調査/TA or 臨床試験/TA or 第 I 相試験/TA or 第 II 相試験/TA or 第 III 相試験/TA or 第 IV 相試験/TA or クロスオーバー研究/TA)	0
#12	#5 and (PT= 原著論文)	1
#13	#5 not #12	7

Column 4．RTHβにおけるDT4製剤使用研究

検索日：2018年3月7日

PubMed

Search No	Search Strategy	Result
#01	"Thyroid Hormone Resistance Syndrome"[MH]	376
#02	Thyroid Hormone Resistance*[TIAB] OR Refetoff Syndrome*[TIAB] OR Refetoff DeWind DeGroot Syndrome*[TIAB] OR resistance to thyroid hormone*[TIAB]	832
#03	"Thyroxine" [MH]	46,770
#04	Thyroxine[TIAB] OR "T4 Thyroid Hormone"[TIAB] OR Thyroxin[TIAB] OR Levothyroxine[TIAB] OR L Thyroxine*[TIAB] OR L Thyroxin Henning*[TIAB] OR Levothyroxine Sodium*[TIAB] OR Sodium Levothyroxine*[TIAB] OR Levoxine*[TIAB] OR Levoxyl*[TIAB] OR Lévothyrox*[TIAB] OR L Thyroxine Roche*[TIAB] OR Levo T*[TIAB] OR Levothroid*[TIAB] OR Novothyral*[TIAB] OR Berlthyrox*[TIAB] OR Dexnon*[TIAB] OR Novothyrox*[TIAB] OR Oroxine*[TIAB] OR Synthroid*[TIAB] OR Synthrox*[TIAB] OR Thyrax*[TIAB] OR Tiroidine*[TIAB] OR Tiroxina Leo*[TIAB] OR Unithroid*[TIAB] OR Eferox*[TIAB] OR Eltroxin*[TIAB] OR Thevier*[TIAB] OR Eltroxine*[TIAB] OR Euthyrox*[TIAB] OR Eutirox*[TIAB] OR L Thyrox*[TIAB] OR Levothyroid*[TIAB] OR Levothyroxin Deladande*[TIAB] OR Levothyroxin Delalande*[TIAB] OR Thyronine*[TIAB] OR Diiodothyronine*[TIAB] OR Triiodothyronine*[TIAB] OR "T3 Thyroid Hormone"[TIAB] OR Liothyronine*[TIAB] OR Cytomel*[TIAB]	40,889
#05	(#1 OR #2) AND (#3 OR #4)	449
#06	#5 AND 1968:2017[DP]	449
#07	#6 AND ("Cochrane Database Syst Rev"[TA] OR "Meta-Analysis"[PT] OR systematic[SB] OR "Guideline"[PT] OR "Guidelines as Topic"[MH] OR "Consensus"[MH] OR "Consensus Development Conferences as Topic"[MH] OR ((meta-analysis[TI] OR guideline*[TI] OR "systematic review"[TI] OR consensus[TI]) NOT Medline[SB]))	0
#08	#6 AND ("Review"[PT] OR ((review[TI] OR overview[TI]) NOT medline[SB]))	59
#09	#7 OR #8	59
#10	#6 AND ("Randomized Controlled Trial"[PT] OR "Randomized Controlled Trials as Topic"[MH] OR (random*[TIAB] NOT medline[SB]))	2
#11	#6 AND ("Clinical Study"[PT] OR "Clinical Studies as Topic"[MH] OR ((clinical trial*[TIAB] OR clinical stud*[TIAB] OR case control*[TIAB] OR case comparison*[TIAB] OR observational stud*[TIAB]) NOT medline[SB]))	6
#12	(#10 OR #11) NOT #9	5
#13	#6 AND ("Epidemiologic Research Design"[MH] OR "Study Characteristics"[PT] OR "Epidemiologic Study Characteristics"[MH] OR ((cohort*[TIAB] OR comparative stud*[TIAB] OR retrospective stud*[TIAB] OR prospective stud*[TIAB] OR longitudinal*[TIAB] OR control group*[TIAB]) NOT medline[SB]))	215
#14	#13 NOT (#9 OR #12)	201

Cochrane library

Search No	Search Strategy	Result
#01	Thyroid Hormone Resistance*:ti,ab,kw OR Refetoff Syndrome*:ti,ab,kw OR Refetoff DeWind DeGroot Syndrome*:ti,ab,kw OR resistance to thyroid hormone*:ti,ab,kw	122
#02	Thyroxine:ti,ab,kw OR "T4 Thyroid Hormone":ti,ab,kw OR Thyroxin:ti,ab,kw OR Levothyroxine:ti,ab,kw OR L Thyroxine*:ti,ab,kw OR L Thyroxin Henning*:ti,ab,kw OR Levothyroxine Sodium*:ti,ab,kw OR Sodium Levothyroxine*:ti,ab,kw OR Levoxine*:ti,ab,kw OR Levoxyl*:ti,ab,kw OR Lévothyrox*:ti,ab,kw OR L Thyroxine Roche*:ti,ab,kw OR Levo T*:ti,ab,kw OR Levothroid*:ti,ab,kw OR Novothyral*:ti,ab,kw OR Berlthyrox*:ti,ab,kw OR Dexnon*:ti,ab,kw OR Novothyrox*:ti,ab,kw OR Oroxine*:ti,ab,kw OR Synthroid*:ti,ab,kw OR Synthrox*:ti,ab,kw OR Thyrax*:ti,ab,kw OR Tiroidine*:ti,ab,kw OR Tiroxina Leo*:ti,ab,kw OR Unithroid*:ti,ab,kw OR Eferox*:ti,ab,kw OR Eltroxin*:ti,ab,kw OR Thevier*:ti,ab,kw OR Eltroxine*:ti,ab,kw OR Euthyrox*:ti,ab,kw OR Eutirox*:ti,ab,kw OR L Thyrox*:ti,ab,kw OR Levothyroid*:ti,ab,kw OR Levothyroxin Deladande*:ti,ab,kw OR Levothyroxin Delalande*:ti,ab,kw OR Thyronine*:ti,ab,kw OR Diiodothyronine*:ti,ab,kw OR Triiodothyronine*:ti,ab,kw OR "T3 Thyroid Hormone":ti,ab,kw OR Liothyronine*:ti,ab,kw OR Cytomel*:ti,ab,kw	2,391
#03	#1 and #2	42
#04	#3 CDSR	3
#05	#3 CCRCT	38

医学中央雑誌

Search No	Search Strategy	Result
#01	甲状腺ホルモン不応症候群/TH	486

#02	甲状腺ホルモン不応症候群/TA or Refetoff 症候群/TA or レフェトフ症候群/TA or 全身性甲状腺ホルモン不応症/TA or 甲状腺ホルモン抵抗性症候群/TA or 甲状腺ホルモン不応症/TA	488
#03	Thyroxine/TH	6,470
#04	Thyroxine/TA or サイロキシン/TA or チロキシン/TA or "3,5,3',5'-Tetraiodothyronine"/TA or Berl-thyrox/TA or Dexnon/TA or Eferox/TA or Eltroxin/TA or Euthyrox/TA or Eutirox/TA or Free-T4/TA or "L Thyrox"/TA or 3,5,3',5'-テトラヨードチロニン/TA or L-チロキシン/TA or LThyrox/TA or "Levo T"/TA or LevoT/TA or Levothroid/TA or Levothyroid/TA or Levothyrox/TA or Levoxine/TA or Levoxyl/TA or Novothyral/TA or Novothyrox/TA or "O-(4-Hydroxy-3,5-diiodophenyl) 3,5-diiodo-L-tyrosine"/TA or "O-(4-Hydroxy-3,5-diiodophenyl)-3,5-diiodotyrosine"/TA or Oroxine/TA or Synthroid/TA or Synthrox/TA or Tetraiodothyronine/TA or Thevier/TA or "Thyradin S"/TA or Thyrax/TA or Thyroxin/TA or Tiroidine/TA or "Tiroxina Leo"/TA or Unithroid/TA or チラージンS/TA or チラーヂン S/TA or テトラヨードチロニン/TA or フリー T4/TA or レボサイロキシン/TA or レボチロキシン/TA	3,616
#05	(#1 or #2) and (#3 or #4)	109
#06	#5 and (RD= メタアナリシス , 診療ガイドライン)	0
#07	#5 and (メタアナリシス/TH or システマティックレビュー/TH or 診療ガイドライン/TH or メタアナリシス/TA or システマティックレビュー/TA or 診療ガイドライン/TA)	2
#08	#5 and (PT= 総説)	2
#09	#7 or #8	4
#10	#5 and (RD= ランダム化比較試験 , 準ランダム化比較試験 , 比較研究)	0
#11	#5 and (ランダム化比較試験/TH or 疫学研究特性/TH or 疫学的研究デザイン/TH)	1
#12	#5 and (ランダム化/TA or 無作為化/TA or 疫学研究/TA or 疫学的研究/TA or 観察研究/TA or 縦断研究/TA or 後向き研究/TA or 症例対照研究/TA or 前向き研究/TA or コホート研究/TA or 追跡研究/TA or 断面研究/TA or 介入研究/TA or 実現可能性研究/TA or 双生児研究/TA or 多施設共同研究/TA or パイロットプロジェクト/TA or 標本調査/TA or 臨床試験/TA or 第 I 相試験/TA or 第 II 相試験/TA or 第 III 相試験/TA or 第 IV 相試験/TA or クロスオーバー研究/TA)	0
#13	#11 not #9	1
#14	#5 and (PT= 原著論文)	20
#15	#14 not (#9 or #13)	20

臨床調査個人票（指定難病，令和４年度時点）

<table>
<tr><td>臨 床 調 査 個 人 票</td><td>☐ 新規　☐ 更新</td><td>■</td></tr>
</table>

080　甲状腺ホルモン不応症

■ 行政記載欄

受給者番号	☐☐☐☐☐☐☐	判定結果	☐ 認定	☐ 不認定

■ 基本情報

姓（かな）		名（かな）	
姓（漢字）		名（漢字）	

郵便番号	☐☐☐☐☐☐☐

住所	

生年月日	西暦 ☐☐☐☐ 年 ☐☐ 月 ☐☐ 日	＊以降、数字は右詰めで記入

性別	☐ 1. 男　　☐ 2. 女

出生市区町村	

出生時氏名（変更のある場合）	姓（かな）		名（かな）	
	姓（漢字）		名（漢字）	

家族歴	☐ 1. あり　　☐ 2. なし　　☐ 3. 不明
	発症者続柄
	☐ 1. 父　☐ 2. 母　☐ 3. 子　☐ 4. 同胞（男性）
	☐ 5. 同胞（女性）　☐ 6. 祖父（父方）　☐ 7. 祖母（父方）
	☐ 8. 祖父（母方）　☐ 9. 祖母（母方）　☐ 10. いとこ
	☐ 11. その他　＊11 を選択の場合、以下に記入
	続柄

発症年月	西暦 ☐☐☐☐ 年 ☐☐ 月

1703-0080-000-01　■

— 1 —

社会保障

介護認定	☐ 1. 要介護	☐ 2. 要支援	☐ 3. なし	
要介護度	☐ 1	☐ 2	☐ 3	☐ 4	☐ 5

生活状況

移動の程度	☐ 1. 歩き回るのに問題はない ☐ 2. いくらか問題がある ☐ 3. 寝たきりである
身の回りの管理	☐ 1. 洗面や着替えに問題はない ☐ 2. いくらか問題がある ☐ 3. 自分でできない
ふだんの活動	☐ 1. 問題はない ☐ 2. いくらか問題がある ☐ 3. 行うことができない
痛み／不快感	☐ 1. ない ☐ 2. 中程度ある ☐ 3. ひどい
不安／ふさぎ込み	☐ 1. 問題はない ☐ 2. 中程度 ☐ 3. ひどく不安あるいはふさぎ込んでいる

■ 診断基準に関する事項
A. 主要所見

理学所見（治療前）

脈拍	☐☐☐ 回/分	体温	☐☐.☐ 度
拡張期血圧	☐☐☐ mmHg	収縮期血圧	☐☐☐ mmHg

身長・体重等

確診時	身長	☐☐☐.☐ cm	体重	☐☐☐.☐ kg
	測定日	西暦 ☐☐☐☐ 年 ☐☐ 月 ☐☐ 日		
現在	身長	☐☐☐.☐ cm	体重	☐☐☐.☐ kg
	測定日	西暦 ☐☐☐☐ 年 ☐☐ 月 ☐☐ 日		

主症状（治療前）

診断日	西暦 ☐☐☐☐ 年 ☐☐ 月 ☐☐ 日		
動悸	☐ 1. あり ☐ 2. なし	甲状腺腫	☐ 1. あり ☐ 2. なし
不整脈	☐ 1. 頻脈 ☐ 2. 徐脈 ☐ 3. 心房細動 ☐ 4. なし		

1703-0080-000-02

— 2 —

心不全	☐ 1. あり ☐ 2. なし	発汗増加	☐ 1. あり	☐ 2. なし
易被刺激性	☐ 1. あり ☐ 2. なし	注意欠陥 多動性障害	☐ 1. あり	☐ 2. なし
精神発達遅延	☐ 1. あり ☐ 2. なし	成長障害	☐ 1. あり	☐ 2. なし

その他	☐ 1. あり　*1を選択の場合、以下に記入　　☐ 2. なし		
	その他の内容		

合併症

合併症の有無	☐ 1. あり　　☐ 2. なし		
	内容		

B. 検査所見　*小数点も1文字として記入する

検査所見（治療前）

検査年月日	西暦 ☐☐☐☐ 年 ☐☐ 月 ☐☐ 日		
血中遊離 T4	測定値	☐☐☐☐☐	ng/dL
	基準値（自）	☐☐☐☐☐	ng/dL
	基準値（至）	☐☐☐☐☐	ng/dL
血中遊離 T3	測定値	☐☐☐☐☐	pg/mL
	基準値（自）	☐☐☐☐☐	pg/mL
	基準値（至）	☐☐☐☐☐	pg/mL
血中 TSH	測定値	☐☐☐☐☐	μU/mL
	基準値（自）	☐☐☐☐☐	μU/mL
	基準値（至）	☐☐☐☐☐	μU/mL
血中α サブユニット （計測した場合）	測定値	☐☐☐☐	ng/mL
	基準値（自）	☐☐☐☐	ng/mL
	基準値（至）	☐☐☐☐	ng/mL

αサブユニット/TSH モル比		□ 1.正常　　□ 2.異常　　□ 3.不明

抗 TSH レセプター抗体	測定値	IU/L
	基準値（自）	IU/L
	基準値（至）	IU/L

TSAb	測定値	．	%
	基準値（自）	．	%
	基準値（至）	．	%

負荷試験（治療前）

TRH 負荷試験	□ 1.実施　　□ 2.未実施	
	負荷前 TSH	μU/mL
	30 分	μU/mL
	60 分	μU/mL
	90 分	μU/mL
	120 分	μU/mL
	甲状腺ホルモン薬投与による抑制	□ 1.あり　　　□ 2.不十分

T3 抑制試験	□ 1.実施　　□ 2.未実施	
	抑制	□ 1.あり　　　□ 2.不十分
	測定項目	

甲状腺エコー

施行有無	□ 1.実施　　□ 2.未実施
	所見

甲状腺ヨード摂取率（シンチグラフィー）					
施行有無	☐ 1. 実施　　☐ 2. 未実施				
	数値	☐☐ . ☐ ％	内容	☐ 1. びまん性	☐ 2. 結節性

画像所見					
下垂体 MRI	検査年月日	西暦 ☐☐☐☐ 年 ☐☐ 月 ☐☐ 日			
	腫瘍の有無	☐ 1. あり　　☐ 2. なし			
	所見				

C．遺伝学的検査

遺伝子検査の実施	☐ 1. 実施　　☐ 2. 未実施
☐ 甲状腺ホルモン受容体 β 遺伝子	

D．鑑別診断（新規）

以下の疾病を鑑別し、全て除外できる。除外できた疾病には☑を記入する。	☐ 1. 全て除外可	☐ 2. 除外不可	☐ 3. 不明
☐ 1. TSH 産生腫瘍　　☐ 2. アルブミン遺伝子異常による家族性異常アルブミン性高サイロキシン血症			

1703-0080-000-05

<診断のカテゴリー>

☐ Definite：①②すべてに該当する

   ☐ ① 血中甲状腺ホルモン（特に遊離 T4 値）が高値だが血中 TSH は基準値内～軽度高値を示す（SITSH）が持続

   ☐ ② 甲状腺ホルモン受容体β遺伝子（TRβ）に変異を認め、以下の遺伝子診断の定義のいずれかに該当する

   遺伝子診断の定義（Definite②：TRβ遺伝子診断）

     ☐ 1. 第1度近親者に SITSH 症例が存在する

     ☐ 2. TRβ遺伝子変異が甲状腺ホルモン不応症（RTH）症例において既往の変異である

     ☐ 3. これまでに報告のない新規変異であるが、その変異が RTH において変異が収束する3つのクラスター上に位置する

     ☐ 4. （参考）以上のいずれにも該当しないが、in vitro で TRβの機能異常が確認された変異である

☐ Probable：Definite①があり、D.鑑別診断の2疾病を除外できる

☐ いずれにも該当しない

症状の概要、経過、特記すべき事項など　＊250文字以内かつ7行以内

■ 発症と経過

病歴の概要	

1703-0080-000-06

■ 治療その他

治療	☐ 1. あり	☐ 2. なし		
薬物治療の有無	☐ 1. あり	☐ 2. なし		
	薬物名			
	投与量			
	期間			
その他の治療	☐ 1. 実施	☐ 2. 未実施		
	内容			
治療効果	☐ 1. 改善	☐ 2. 不変	☐ 3. 悪化	☐ 4. 不明
	治療経過及び治療効果の内容			
現在の活動状況	☐ 1. 正常人と同じ	☐ 2. やや制限	☐ 3. 中等度制限	☐ 4. 高度制限
発病後年月	☐☐☐ 年 ☐☐ か月			

■ 重症度分類に関する事項

☐ 1. 軽症：SITSH・甲状腺の軽度肥大以外の症状を示さず、日常生活に支障がない

☐ 2. 中等度：頻脈による動悸や易被刺激性などを示し日常生活に支障がある

☐ 3. 重症：著しい頻脈や心房細動、注意欠陥多動障害、精神発達遅滞、成長障害など日常生活に
　　　　　　著しい支障がある

(注) 重症度に関わらず、患者が妊娠した場合、児に遺伝する可能性が50%であること、また、児が変異TRβ遺伝子をもたない
　　　場合、流産や低出生体重となる可能性があるなど支障があることに臨床上留意する

■ 人工呼吸器に関する事項（使用者のみ記入）

使用の有無	☐ 1. あり	
開始時期	西暦 ☐☐☐☐ 年 ☐☐ 月	
離脱の見込み	☐ 1. あり	☐ 2. なし

1703-0080-000-07

種類	☐ 1. 気管切開孔を介した人工呼吸器		
	☐ 2. 鼻マスク又は顔マスクを介した人工呼吸器		
施行状況	☐ 1. 間欠的施行	☐ 2. 夜間に継続的に施行	
	☐ 3. 一日中施行	☐ 4. 現在は未施行	
生活状況	食事	☐ 自立	☐ 部分介助	☐ 全介助
	車椅子とベッド間の移動	☐ 自立	☐ 軽度介助	
		☐ 部分介助	☐ 全介助	
	整容	☐ 自立	☐ 部分介助/不可能	
	トイレ動作	☐ 自立	☐ 部分介助	☐ 全介助
	入浴	☐ 自立	☐ 部分介助/不可能	
	歩行	☐ 自立	☐ 軽度介助	
		☐ 部分介助	☐ 全介助	
	階段昇降	☐ 自立	☐ 部分介助	☐ 不能
	着替え	☐ 自立	☐ 部分介助	☐ 全介助
	排便コントロール	☐ 自立	☐ 部分介助	☐ 全介助
	排尿コントロール	☐ 自立	☐ 部分介助	☐ 全介助

1703-0080-000-08

医療機関名	
指定医番号	☐☐☐☐☐☐☐☐☐☐
医療機関所在地	
電話番号	☐☐☐☐☐☐☐☐☐☐☐☐　＊ハイフンを除き、左詰めで記入
医師の氏名	印 ※自筆または押印のこと
記載年月日	西暦 ☐☐☐☐ 年 ☐☐ 月 ☐☐ 日

・病名診断に用いる臨床症状、検査所見等に関して、診断基準上に特段の規定がない場合には、いずれの時期のものを用いても差し支えありません。(ただし、当該疾病の経過を示す臨床症状等であって、確認可能なものに限ります。)
・治療開始後における重症度分類については、適切な医学的管理の下で治療が行われている状態で、直近6か月間で最も悪い状態を記載してください。
・診断基準、重症度分類については、
　「指定難病に係る診断基準及び重症度分類等について」(平成26年11月12日健発1112第1号健康局長通知)を参照の上、ご記入ください。
・審査のため、検査結果等について別途提出をお願いすることがあります。

1703-0080-000-09

甲状腺ホルモン不応症（RTHβ）遺伝子検査に関する説明同意書の例文

RTHβの遺伝子検査を行う際には説明同意書が必要になります．説明同意書の文面は施設ごとに検討していただくことになりますが，その際の参考のため，例文を提示します．あくまでも例文であり，この形式に従わなくてはならないということではありません．

甲状腺ホルモン不応症の遺伝子検査について

1. 対象となる方について
　　甲状腺の病気で受診されている患者さんの中で、血液中の甲状腺ホルモンが高く、さらに脳下垂体前葉で作られる甲状腺刺激ホルモン（TSH）が正常か高値の患者さんがこの検査の対象となります。

2. 遺伝子検査の概要
　　甲状腺ホルモンは脳下垂体前葉の甲状腺刺激ホルモン（TSH）によって調節されています。通常の場合、血中の甲状腺ホルモンが多くなると、TSHは反対に測定できないくらい少なくなります。しかし、この調節がうまく働かず甲状腺ホルモンが多いのにTSHが分泌されてしまうことがあります。これを不適切TSH分泌症候群といいます。

　　不適切TSH分泌症候群の原因には、下垂体に腫瘍があってTSHを過剰に分泌してしまうTSH産生下垂体腫瘍という病気と、甲状腺ホルモンに対する反応が悪い甲状腺ホルモン不応症（RTH）という病気があります。甲状腺ホルモンに対する反応をつかさどるのが、甲状腺ホルモン受容体というものです。

　　RTHは「常染色体顕性遺伝」という遺伝形式をとる遺伝性疾患であり、子どもさんには50％の確率で遺伝します。RTHの患者さんの家系の85％では、甲状腺ホルモン受容体のうちβ（ベータ）型と呼ばれるものの遺伝子に通常と違う部分（変異）が認められています。この検査ではRTHが疑われる患者さんに甲状腺ホルモン受容体β遺伝子の変異があるかどうかを調べます。

　　また、似たような検査所見になる遺伝性疾患に「家族性異常アルブミン性高サイロキシン血症」というものがあり、アルブミンという遺伝子の変異によって起こります。そのため、必要に応じてアルブミン遺伝子の変異があるかどうかも同時に調べることがあります。

3. 内容について
　　静脈から約5ミリリットルの血液を採取します。

4. 血縁者における発症の可能性について
　　遺伝子変異は50％の確率で子どもさんに遺伝します。
　1）患者さんと同じ遺伝子変異が血縁者に認められた場合、同様の症状を発症する可能性があります。しかし、同じ変異であっても症状が違うこともあります。自覚症状が出ない方も多数いらっしゃいます。
　2）血縁者の方に患者さんと同じ遺伝子異常を認めない場合、その方およびその子孫に病気が発症する可能性は限りなく0に近くなります。

5. 個人のプライバシーの保護について
　　誰の血液であるか名前が分からないようにしてから検査をするため、個人のプライバシーは保護されます。
　① 検査結果は患者さん本人が希望する場合のみ主治医を通して直接お伝えします。未成年者が検査を受けた場合には原則として代理人（保護者など）にお伝えします。
　② 検査の過程で名前が特定されないように十分な配慮をいたします。
　③ 個人の情報が部外に漏洩することが絶対にないよう細心の注意を払います。
　④ 遺伝子検査についての同意・依頼は、患者さん本人が自らの意志で決定してください。判断・同意能力の点で一般成人と同一に扱うことが困難である場合には、本人の最善の利益を保護しようとする代理人の同意でも容認されます。この病気や遺伝子検査についての説明を再度ご希望の時は、何度でも受けることができます。また、遺伝カウンセリングを受けることもできますので、ご希望があれば主治医までご連絡ください。
　⑤ 同意はいつでも撤回することができます。同意が得られないからといって、その後の医師の対応が変わるようなことは、一切ありません。

6. 本検査から生じうる個人への利益・不利益について
  （1）個人への利益
    甲状腺ホルモン受容体β遺伝子に変異があった場合、RTHと診断でき今後の適切な治療に有益な情報となります。しかし、結果を知りたくない場合はその旨を担当の医師に告げることができ、結果の秘密は完全に守られます。

  （2）個人への不利益
    甲状腺ホルモン受容体β遺伝子に変異があり、RTHと診断されると、遺伝性疾患に罹患していることがはっきりしますので、
  1）病気への不安が生じたり、
  2）子どもたちに病気が伝わるのではないかと不安になったり、
  3）あなたやあなたのご家族が進学や就職や結婚のときに不利な扱いを受けないかと心配になったりするかもしれません。
  4）また、家族の間で摩擦が生じる可能性もあります。

7. 同意の撤回について
    この検査にいったん同意した後でも、いつでも同意を撤回することができます。また、撤回したからといって患者さんに不利益が生じることはありません。

8. 費用の負担について
    患者さんの検査費用の負担はありません。

9. 結果の通知について
    この検査の結果は患者さんが知りたいと希望する場合にのみお知らせします。

10. 検査結果に基づく学問的な発表について
    学会や研究会、または論文等で発表する場合には、患者さん及びご家族等のお名前、ご住所などの個人情報が明らかにならないようにして発表いたします。

11. 特許権等が生じた場合について
    この検査の結果から特許権等が生じることがあります。その場合、特許権等は検査した病院のものになり、患者さんもしくはそのご家族のものにはなりません。

12. 終了後の血液試料の廃棄方法について
    この検査が終了した際には、提供頂いたすべての血液試料は個人が特定できないように処理され、病院にて医療廃棄物として廃棄されます。

13. 遺伝カウンセリングについて
    ご希望により遺伝カウンセリングを受けることができます。

14. 実施責任者、問合せ先
  機関名
  所　属
  氏　名
  電　話

遺伝子検査同意書

患者氏名 _____

カルテ番号 _____

　　　　病院　　　　　　殿

◆わたしは甲状腺ホルモン不応症の遺伝子検査について、医師より文書による説明書を用いて
　以下の説明を受け、十分に理解し納得がいきましたので、検査を受けることに同意します。

以下の内容を理解していただけたなら、□のなかに✓をつけてください。
□ 本検査の目的・方法・費用など
□ 本検査を受けなくても診療上の不利益を受けないこと
□ その他 (　　　　　　　　　　　　　　　　　　　　　　　)

　　　　　　　　　　　　　　　令和　　　　年　　　月　　　日
　　　　　　　　　　　　　　　　署名（本人）　　　　　　　　　　　　印
　　　　　　　　　　　　　　　　署名（　　　）　　　　　　　　　　　印
　　　　　　　　　　　　　　　（本人以外の場合には本人との関係もお書きください）

◆以上の同意の変更を希望する場合や、お名前・ご住所などが変わった場合は、主治医まで
　ご連絡ください。

◆病院からご連絡をさしあげる必要がある場合、自宅（カルテ記載の住所・電話等）以外の
　場所に連絡を希望される方は、以下に連絡場所・連絡方法などをお書きください。

　　　　　　　　　　　　　　　同意説明文書について十分に説明いたしました。
　　　　　　　　　　　　　　　令和　　　　年　　　月　　　日
　　　　　　　　　　　　　　　住所
　　　　　　　　　　　　　　　施設名
　　　　　　　　　　　　　　　担当医　　　　　　　　　　　　　　　印

Diagnosis of the Resistance to Thyroid Hormone beta (RTHß)

Japan Thyroid Association 2016

I. Clinical findings

1. A large number of cases show no clear clinical findings. However, some may exhibit signs of thyrotoxicosis or hypothyroidism, and sometimes both. *1
2. Mild diffuse enlargement of the thyroid gland and tachycardia is common.
3. No consistency is found between serum thyroid hormone levels and clinical findings. *2

II. Laboratory findings

1. Persistence of SITSH with elevated FT4 and normal-to-elevated TSH levels. *3, *4
2. Mutations of the thyroid hormone receptor ß (TRß) gene (THRB). *5

III. Supplementary findings

1. Normal response of serum TSH to the TRH test.
   Insufficient suppression of serum TSH levels after the administration of T3.
2. No elevation in the serum α subunit level or the ratio of the α subunit/TSH.
3. Family history.

IV. Exclusionary conditions

Thyrotropin-secreting pituitary adenoma (TSHoma) and Familial dysalbuminemic hyperthyroxinemia (FDH).

Diagnostic criteria

1) A patient is considered to have definite RTH if he/she satisfies the criteria for three Clinical findings and two Laboratory findings.
2) A patient is considered to have possible RTH if he/she satisfies the criteria for at least one of the three clinical findings and the first Laboratory finding (SITSH).

Genetic test for the TRß gene

The genetic test should be performed after appropriate genetic counseling according to the guidelines. *6

The results of the TRß gene with the below criteria indicate RTH.

1. SITSH is found in 1st degree relatives.
2. The mutation has already been reported and established as a cause of RTH.
3. A new mutation, if located in the three clusters of mutations of TRß for RTH, is highly suggestive of disease-causing.
4. Mutations not consistent with the above three conditions should be proved to have abnormal function by an *in vitro* experiment.

Notes

*1. A case exhibiting severe thyrotoxicosis used to be known as the 'pituitary type', while others, the 'generalized type'. However, both types may have the same mutations of the TRß gene.
*2. Laboratory tests reflecting hypermetabolism induced by thyroid hormone, including low cholesterol and CK or high ferritin and SHBG, should be considered.

*3. Since laboratory tests similar to SITSH are caused by different clinical conditions, true SITSH should be confirmed by measurements at different time points and with different assay systems.

*4. Some diseases other than SITSH show abnormal thyroid hormone levels.

- Mutation of the thyroid hormone transporter (monocarboxylate transporter 8: MCT8) is associated with high T3, low T4, and normal-to-slightly elevated TSH levels.

- Mutation of the selenocysteine insertion sequence-binding protein 2 (SBP2), which plays a role in deiodinase activity, is associated with low T3, high T4, and normal-to-slightly elevated TSH levels.

- Mutation of TRα is associated with normal to slightly elevated T3 and TSH, but normal-to-slightly low T4 levels.

*5. NonTR-RTH is defined as a probable case without a mutation of the TRß gene.

*6. The following guidelines apply to genetic tests, which include: "Ethical Guidelines for Human Research" from three ministries of the Japanese government "Guidelines for Genetic Tests and Diagnoses in Medical Practice" from the Japanese Association of Medical Sciences, "Guidelines for Genetic Tests" from 10 Japanese academic societies, and "Ethical Guidelines for Human Genome and Genetic Sequencing Research" from three ministries of the Japanese government.

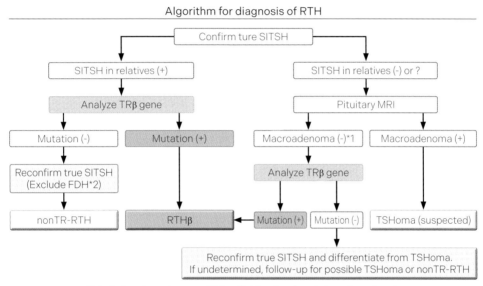

Algorithm for diagnosis of RTH

*1 Includes microadenoma.   *2 Familial dysalbuminemic hyperthyroxinemia

Degree of severity

Mild cases show no clear interference of daily activities.

Moderate cases show low-grade interference of daily activities due to tachycardia, palpitations, and irritability.

Severe cases show high-grade interference of daily activities due to severe tachycardia, atrial fibrillation, ADHD, mental retardation, and growth retardation.

It is noted that 50% of children inherit the disease, and that women with RTH frequently miscarry fetuses or deliver low-birth-weight infants whose genotypes are wild type.

索引

甲状腺ホルモン不応症診療の手引き

2023 年 4 月 25 日　発行

編集者　日本甲状腺学会
発行者　小立健太
発行所　株式会社 南 江 堂
　〒113-8410 東京都文京区本郷三丁目42番6号
　☎（出版）03-3811-7236（営業）03-3811-7239
　ホームページ https://www.nankodo.co.jp/
印刷・製本 三報社印刷
装丁 渡邊真介

Clinical Guide for Resistance to Thyroid Hormone Beta
© Japan Thyroid Association, 2023

バセドウ病治療ガイドライン 2019

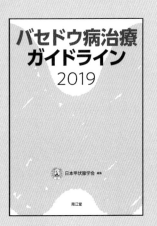

バセドウ病治療ガイドライン 2019

日本甲状腺学会 編集

南江堂

編集　日本甲状腺学会

B5判・204頁　2019.5.　ISBN978-4-524-24622-9
定価**3,740**円（本体3,400円＋税10%）

2011年に刊行した『バセドウ病治療ガイドライン2011』を最新の内容にアップデートし，2019年版として刊行．今版では，Minds2016に準拠し，CQ方式（FCQ，BCQ）を採用．コラムを9つ盛り込み，一般内科医も遭遇する機会が多いバセドウ病の鑑別診断や他科との連携について，知識を深められる．